○×トライアル

柔道整復理論 整形外科

竹内義享／大村晋司 編著

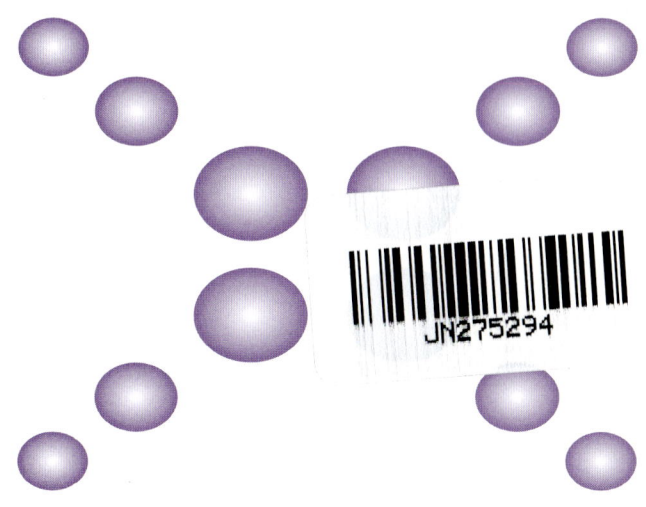

医歯薬出版株式会社

編著

明治国際医療大学
　保健医療学部　教授　　竹内義享(たけうちよしたか)

朝日医療専門学校　岡山校　　大村晋司(おおむらしんじ)

執筆協力者

宝塚医療大学　学長　　武田　功(たけだいさお)

宝塚医療大学
　保健医療学部　講師　　大橋　淳(おおはしじゅん)

帝京平成大学
　地域医療学部　講師　　小林直行(こばやしなおゆき)

序

　柔道整復師における国家試験は年ごとに厳しくなって参りましたが，今後もその傾向は続くと考えられます．問題内容，問題形式にも大きな変化が見られます．今後,柔道整復理論を学ぶにあたって，1) 臨床上の応用力, 2) リスク回避のための理論と判断基準をより具体的に理解することが必要となります．そのためには，個々の問題を独自に思考し，逐一，知識の整理と確認を行うことが重要となります．

　本書は，国家試験問題に限らずオリジナルの問題を加え，整形外科の用語も豊富に取りいれて作られています．臨床上の参考書としても使用できることを目的としました．学生さんをはじめ，柔道整復師の皆さんの知識の整理のお役に立てば幸甚です．

　最後に，本書の作成にあたって，数々の助言とご指導をいただきました医歯薬出版の竹内大氏に深謝の意を表します．

平成16年8月

竹　内　義　享

本書の特徴と使い方

　本書は○×方式で問題を作成しており，解答を進めるにつれ，重要と思われる内容に対して理解が深まるようにしてあります．問題には，十分な解説を加えるとともに，解説の中でも特に重要な用語は赤字とし，添付の赤色下敷きを用いることでさらに穴あき問題として知識の再確認にも使用できます．

　設問と解答の解説以外に 参照事項 として，まとめの図表や少し踏み込んだ事項を示しました．また⦅英　語⦆に，これくらいは記憶してほしい重要な用語の英語を示し，解説中に ᴱ用語として記載しました．当該用語に複数の英語が用いられる場合は⦅英　語⦆欄にカンマ（,）で区切り羅列しました．さらにコロン（：）は略語を示します．

　本書が，柔道整復理論，整形外科の知識の再確認と，臨床でのさらなる応用への礎となることを願います．

問題の解説の例：18頁参照

●6　関節包内骨折は骨の癒合に有
□　利といえる．
□

⑥　骨癒合に不利な条件として，ᴱ関節包内骨折，転位の大きな骨折，骨折両端部が不安定（固定の不安定）な骨折，骨粗鬆症の強い場合などが挙げられる．

⦅英　語⦆ intraarticular fracture　　　　　　　　　　　　　　×

参照事項　骨折の癒合に与える影響　☞ 19 頁参照

v

参照事項の例：19頁参照

参照事項

■ ソルター・ハリスの分類

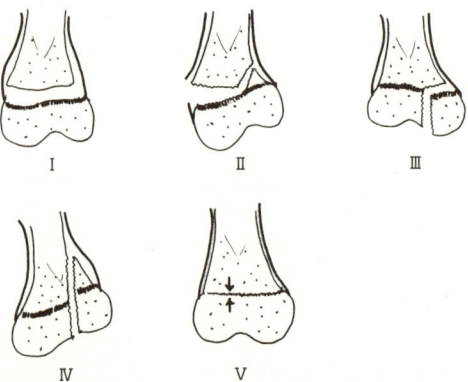

■ 骨折の癒合に与える影響

○適条件
1. 海綿骨領域，あるいは血行の良好な部位
2. 噛合骨折，骨折面に圧迫力の加わった骨折，密着したラセン・斜骨折など
3. 若い人，栄養状態の良い人
4. 感染を起こしていない
5. 軟部組織損傷が少なく，骨端が血腫内にある
6. 骨疾患，全身疾患のない人
○不適条件
1. 血行の不良な部位
2. 骨折端が離開，あるいは剪断力，回旋力の加わっているもの
3. 高齢者，栄養状態の悪い人
4. 開放性骨折，感染を起こしているもの
5. 高度の軟部組織損傷がある，あるいは骨端に血腫が消失している
6. 骨疾患，全身疾患のある人
7. 関節包内骨折，高度の粉砕骨折のある人

目　次

序……………………iii
本書の特徴と使い方…… v

▼第1章　運動器の基礎知識
1. 骨………………………………………………… 1
2. 関　節………………………………………… 3
   2.1 関節の構造　2.2 関節の構成組織
3. 筋・腱………………………………………… 6
4. 神　経………………………………………… 7

▼第2章　骨の損傷
1. 定義・分類………………………………… 9
2. 症　状……………………………………… 12
3. 小児・高齢者の骨損傷………………… 14
   3.1 小　児　3.2 高齢者
4. 治癒経過…………………………………… 17
5. 合併症……………………………………… 19
   5.1 併発症・続発症　5.2 後遺症

▼第3章　関節・筋・腱・神経の損傷
1. 関節の損傷……………………………… 25
   1.1 捻　挫　1.2 脱　臼
2. 筋損傷…………………………………… 30

vii

2.1　分　類　2.2　症状・予後
　3．腱損傷……………………………………………………32
　4．神経損傷…………………………………………………33
　　4.1　分　類　4.2　症状・治癒経過
▼第4章　評価法・検査法・治療法
　1．評価法と検査法…………………………………………35
　　1.1　歩容・良肢位　1.2　計　測
　　1.3　反射・MMT　1.4　関節穿刺・画像診断
　2．治療法……………………………………………………40
　　2.1　応急処置・整復法・固定　2.2　理学療法
▼第5章　骨　　折
　1．頭部・顔面………………………………………………43
　　1.1　頭蓋骨骨折　1.2　上顎骨・鼻骨骨折
　2．胸　　部…………………………………………………45
　　2.1　肋骨骨折　2.2　胸骨骨折
　3．脊　　椎…………………………………………………47
　　3.1　頸椎骨折　3.2　胸椎・腰椎骨折
　4．鎖骨・肩甲骨……………………………………………51
　　4.1　鎖骨骨折　4.2　肩甲骨骨折
　5．上腕骨近位………………………………………………54
　　5.1　上腕骨骨頭・解剖頸骨折　5.2　上腕骨外科頸骨折
　　5.3　上腕骨大結節・小結節骨折，近位骨端線離開
　6．上腕骨中央………………………………………………60
　7．上腕骨遠位………………………………………………63

- **7.1** 上腕骨顆上骨折　**7.2** 上腕骨外顆骨折
- **7.3** 上腕骨内側上顆骨折ほか
8. 前腕骨近位……………………………………………68
- **8.1** 橈骨頭・頸部骨折　**8.2** 肘頭骨折
9. 前腕骨中央……………………………………………71
- **9.1** 橈骨単独骨折　**9.2** ガレアッジ骨折
- **9.3** 尺骨単独骨折　**9.4** モンテギア骨折
- **9.5** 橈・尺両骨骨幹部骨折
10. 前腕骨遠位……………………………………………76
- **10.1** コーレス骨折　**10.2** スミス骨折
- **10.3** 骨端線離開ほか
11. 手・指…………………………………………………
- **11.1** 手根部骨折　**11.2** 中手骨骨折
- **11.3** 手指骨骨折
12. 骨　盤………………………………………………92
- **12.1** デュベルネ骨折
- **12.2** 恥骨・坐骨・仙骨・尾骨骨折ほか
- **12.3** 骨盤骨環骨折
13. 大腿骨近位……………………………………………96
- **13.1** 大腿骨骨頭・大腿骨頸部骨折
- **13.2** 大転子・小転子骨折
14. 大腿骨中央……………………………………………101
15. 大腿骨遠位……………………………………………103
- **15.1** 大腿骨顆上骨折　**15.2** 大腿骨遠位端骨端線離開

15.3　大腿骨顆部骨折ほか

16. 膝　蓋　骨 ·· 106

　16.1　膝蓋骨骨折　16.2　分裂膝蓋骨

17. 下　腿　骨 ·· 107

　17.1　脛骨顆部骨折　17.2　脛骨顆間隆起骨折

　17.3　脛骨粗面裂離骨折　17.4　脛骨骨幹部・腓骨頭骨折

　17.5　足関節果部骨折

18. 足・足趾 ··· 114

　18.1　距骨骨折　18.2　踵骨骨折

　18.3　舟状骨・立方骨・楔状骨骨折

　18.4　中足骨・足趾骨折

▼ 第6章　脱　　臼

1. 頭部・顔面 ·· 121

2. 脊　　椎 ·· 123

3. 鎖　　骨 ·· 123

　3.1　胸鎖関節脱臼　3.2　肩鎖関節脱臼

4. 肩　関　節 ·· 126

5. 肘 ·· 128

　5.1　肘関節脱臼　5.2　肘関節前方脱臼・側方脱臼

　5.3　肘内障・橈骨頭脱臼

6. 手関節・手指部 ·· 131

　6.1　手関節脱臼　6.2　月状骨・月状骨周囲・手根間脱臼

　6.3　CM・MP・IP関節脱臼

7. 股　関　節 ·· 136

8. 膝蓋骨・膝関節……………………………139

9. 足関節および足部……………………………141

▼ 第7章 軟部組織損傷

1. 頭部・顔面・胸部……………………………143

2. 脊　椎………………………………………144
   - **2.1** 腕神経叢損傷　**2.2** 頸部捻挫

3. 肩　部………………………………………147
   - **3.1** 腱板炎・腱板損傷　**3.2** 上腕二頭筋長頭腱断裂
   - **3.3** 肩関節周囲炎・野球肩

4　肘　部………………………………………151
   - **4.1** 内側・外側上顆炎
   - **4.2** 離断性骨軟骨炎ほか

5. 上肢の変形・腱損傷…………………………152

6. 上肢の神経障害………………………………156
   - **6.1** 橈骨神経障害　**6.2** 正中神経障害
   - **6.3** 尺骨神経障害　**6.4** その他

7. 股関節・大腿部………………………………161
   - **7.1** 股関節損傷　**7.2** 大腿部損傷

8　膝　関　節…………………………………164
   - **8.1** 側副靭帯損傷　**8.2** 前・後十字靭帯損傷
   - **8.3** 半月板損傷・ベーカー嚢腫

9. 下　腿　部…………………………………170
   - **9.1** 腓骨神経麻痺・腓腹筋肉離れ
   - **9.2** コンパートメント症候群・シンスプリント

  9.3 アキレス腱断裂
 10. 足 部……………………………………………174
  10.1 足関節捻挫 10.2 足根管症候群・その他

▼**第8章 その他の整形外科的疾患**
 1．全身の骨・軟部疾患………………………………179
  1.1 先天性骨系統疾患 1.2 側 弯
  1.3 脊椎カリエス・強直性脊椎炎
  1.4 脊椎分離症・椎間板ヘルニアほか
  1.5 その他
 2．感染性疾患…………………………………………192
  2.1 化膿性骨髄炎 2.2 その他
 3．非感染性軟部疾患・関節疾患……………………194
 4．骨　端　症…………………………………………195
 5．神経・筋の系統疾患………………………………199
 6．骨および軟部腫瘍…………………………………202
  6.1 骨腫瘍総論 6.2 悪性骨腫瘍
  6.3 良性骨腫瘍
  6.4 骨腫瘍類似疾患・軟部組織腫瘍

索 引……………………………………………………211

第1章 運動器の基礎知識

問　題　　　　　解説と解答

1. 骨

Q1 海綿骨は骨幹部に多く存在する．

① 骨には^{E1)}海綿骨と緻密骨（²⁾皮質骨）があるが，海綿骨は³⁾骨端部や⁴⁾骨幹端に多く，緻密骨は⁵⁾骨幹部に多い．

英語 ① cancellous bone/ ② cortical bone/ ③ epiphysis/ ④ metaphysis/ ⑤ diaphysis　×

Q2 骨膜と骨はシャーピー線維で結合されている．

② 骨の外周には^{E1)}骨膜が存在するが，骨膜と皮質骨は無数の²⁾シャーピー線維で結合されている．

英語 ① periosteum/ ② Sharpey's fiber　○

Q3 膜性骨化は軟骨を介して骨が作られる．

③ 骨の発生には，膜性骨化と内軟骨性骨化がある．^{E1)}膜性骨化とは，未分化間葉系細胞から直接²⁾骨芽細胞が分化して骨を形成する骨化様式であり，頭蓋骨などの扁平骨がそれにあたる．長管骨では横径成長に関与する．

英語 ① intramembranous ossification/ ② osteoblast：OB　×

第1章 運動器の基礎知識

1 骨

| 問題 | 解説と解答 |

○4 骨端軟骨でおこる骨化は内軟骨性骨化である．

④ E1)内軟骨性骨化とは，未分化間葉系細胞から軟骨原基が形成され，これに 2)毛細血管が進入し軟骨の吸収とともに骨芽細胞が出現し骨を形成していく骨化様式である（3)軟骨をいったん介するのが特徴）．骨端（第二次骨化中心），骨端軟骨，大部分の顔面頭蓋に認める．

英語 ① enchondral ossification/ ② capillary/ ③ cartilage　○

○5 骨の長径成長は骨膜でおこる．

⑤ 長管骨の長径成長はE骨端軟骨板の内軟骨性骨化によって，横径成長は骨膜からの膜性骨化によっている．

英語 epiphyseal plate　×

○6 骨の表面の吸収窩（ハウシップ窩）には骨芽細胞が存在する．

⑥ 骨では，骨芽細胞による再建と，E1)破骨細胞による骨吸収，骨細胞による保守がバランスを保って絶えず行われている．2)ハウシップ窩は破骨細胞が骨吸収を行っている骨表面のくぼみである．

英語 ① osteoclast/ ② Howship lacuna　×

○7 骨基質に存在するコラーゲンのタイプはⅠ型コラーゲンである．

⑦ 生体内にはアミノ酸配列の異なる数種類のEコラーゲン（膠原線維）が存在するが，骨（骨基質）の形成に関わるコラーゲンはⅠ型コラーゲンである．

英語 collagen　○

○8 関節面には骨膜は存在しない．

⑧ 骨膜はE関節軟骨へ移行する部分で終わり，関節軟骨表面を包むことはない．

英語 articular cartilage　○

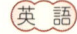

第1章 運動器の基礎知識

| 問　題 | 解説と解答 |

2. 関　節

2.1 関節の構造

○ 1　頭蓋骨間の結合を釘植という．

① 頭蓋骨間の結合は^{E1)}縫合という．冠状縫合（前頭骨－頭頂骨），ラムダ縫合（後頭骨－頭頂骨），鱗状縫合（側頭骨－頭頂骨），矢状縫合（左右頭頂骨）などがある．²⁾釘植とは，歯根と歯槽の結合をいう．

英語　① suture/ ② gomphosis　　×

○ 2　恥骨結合は軟骨結合である．

② 恥骨結合や^E椎間円板（椎間板）などは線維軟骨性結合である．そのほか胸骨と肋骨の肋軟骨結合などがある．

英語　intervertebral disk　　○

○ 3　膝関節や肩関節などは滑膜性の関節である．

③ 一般的に関節と呼んでいるもの（膝関節，肩関節など）は^{E1)}滑膜性関節（解剖学的関節）であり，機能的関節とは異にする．滑膜性関節には，補強靱帯や²⁾関節円板，³⁾関節唇，⁴⁾滑液包など特殊装置が存在する．

英語　① synovial joint/ ② articular disk/ ③ articular labrum/ ④ synovial bursa　　○

2.2 関節の構成組織

○ 1　軟骨は線維軟骨と弾性軟骨の2つに分類される．

① 軟骨は^{E1)}線維軟骨（椎間円板，半月板，関節唇など），²⁾弾性軟骨（耳介軟骨，鼻軟骨など），³⁾硝子軟骨（関節軟骨，肋軟骨など）の3つに分類される．

英語　① fibrocartilage/ ② elastic cartilage/ ③ hyaline cartilage　　×

第1章 運動器の基礎知識

2.2 関節の構成組織

2 肩関節，肘関節は関節円板をもつ．

② 胸鎖関節，肩鎖関節，顎関節などが ^{E1)}関節円板をもつ．膝関節には半月状の関節半月が存在する．また，²⁾関節唇が存在する場所は肩関節と股関節の周囲である．

英語 ① articular disk/ ② articular labrum　　×

3 成人の関節軟骨の栄養は関節液によって供給される．

③ 成人の関節軟骨には ^{E1)}血管の分布がなく，そのため関節軟骨への栄養は ²⁾滑液（関節液）の拡散によって行われている．関節を固定して不動にすると関節液の拡散ができず関節軟骨は ³⁾変性をおこす．

英語 ① vascular/ ② synovial fluid/ ③ degeneration　　○

4 関節包は外層の線維膜と内層の滑膜から構成される．

④ 関節包は2層に分かれ，外層を線維膜，内層を滑膜という．^{E1)}線維膜は膠原線維が豊富で弾力性は乏しく関節に安定性を与える．²⁾滑膜は滑液（関節液）を分泌し関節軟骨に栄養を与えている．

英語 ① fibrous capsule/ ② synovium, synovial membrane　　○

5 滑液の機能は関節の潤滑作用のみである．

⑤ 滑液は淡黄色～透明な液体で，粘稠性を有する．その機能は，①関節の潤滑作用と②関節軟骨の^E栄養である．

英語 nutrition　　×

2.2 関節の構成組織

6 靭帯は関節の動的安定機構と呼ばれる．

⑥ 関節の安定機構として靭帯と筋がある．靭帯は骨と骨を連結し関節の異常な方向への運動を抑制し，正常な運動方向に導く．このため靭帯は^{E1)}静的安定機構と呼ばれる．一方，筋は関節の運動と関節を安定させる作用を持つので，²⁾動的安定機構と呼ばれる．

(英語) ① static stabilizing mechanism/ ② dynamic stabilizing mechanism   ×

7 関節半月の機能に荷重の分散がある．

⑦ ^E関節半月の機能として，①荷重の分散，②関節接触面の増大，③滑液の分散などが挙げられる．

(英語) articular meniscus   ○

8 滑液包は運動による組織の摩擦を軽減させる機能がある．

⑧ ^{E1)}滑液包は骨と筋，骨と皮膚，腱と骨，などの間に存在し，各組織間で発生する摩擦を軽減させる機能を持つ．²⁾滑液包炎を起こしやすい部位として，肘頭部，膝蓋骨部，³⁾鵞足部などがある．

(英語) ① synovial bursa/ ② bursitis/ ③ pes anserinus   ○

9 関節唇の作用は関節の安定性を高めることである．

⑨ 関節唇は^{E1)}線維軟骨で作られ，人体では肩関節と股関節に存在する．²⁾関節窩の大きさと深さを補い，関節の安定性を高める機能がある．

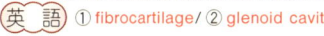   ○

3. 筋・腱

問題 | **解説と解答**

○1 筋収縮時に動きの大きい方を起始と呼ぶ．

① ᴱ¹⁾筋肉は通常1つの骨からおこり他の骨に停止するが，筋収縮時に動きの少ない方を²⁾起始といい，動きの大きい方を³⁾停止という．また，四肢では体幹に近い方（近位）を起始，遠い方（遠位）を停止とする．体幹の筋は便宜上，脊柱に近い方を起始，上下方向に走る筋では骨盤に近い方を起始としている．

英語 ① muscle/ ② origin/ ③ insertion ×

○2 筋支帯は腱が浮き上がるのを防止する働きがある．

② ᴱ¹⁾筋支帯の働きは腱の²⁾浮き上がりを防止している．手の³⁾伸筋支帯や屈筋支帯，あるいは足部内側にある足根管の天井に張る屈筋支帯や長短腓骨筋腱の浮き上がりを防止する腓骨筋支帯は有名である．

英語 ① retinaculum/ ② bow stringing/ ③ extensor retinaculum ○

○3 腓腹筋は赤筋に属する．

③ 腓腹筋は代表的なᴱ¹⁾白筋であり，逆にヒラメ筋は，代表的な²⁾赤筋である．

英語 ① white muscle/ ② red muscle ×

○4 赤筋と白筋の違いはミオグロビン量の違いである．

④ 肉眼的に筋は赤みが強い赤筋と白みをおびた白筋に分けることができるが，この色の違いは筋内のᴱミオグロビン量の違いである．

英語 myoglobin ○

問　題	解説と解答

●5 種子骨は筋の運動の効率を高める働きがある．

⑤ E1)種子骨とは筋あるいは腱の中に存在し，筋の運動効率を高める機能的な骨である．最大の種子骨は膝蓋骨である．手の母指 MP 関節部，足の母指 MP 関節部の種子骨は体表からも触知できる．一方，関節周辺には 2)副骨（過剰骨）が存在することがあるが，存在意義は少ない．副骨としては，足舟状骨内側に存在する 3)外脛骨と距骨の後方に存在する 4)三角骨が最も有名である．

英語 ① sesamoid bone/ ② accessory bone/ ③ os tibiale externum/ ④ triangular bone, os trigonum　　○

●6 腱は弾性線維によって構成されている．

⑥ E1)腱は牽引力に対してその長さはあまり変化しない．これは腱が強靭な膠原線維によって構成されているからである．ちなみに腱を包む腱外周膜は 2)弾性線維が豊富である．

英語 ① tendon/ ② elastic fiber　　×

●7 筋滑車は，腱が急激に方向を変える働きを持つ．

⑦ 筋滑車は，腱が急激に方向を変えるときに腱をその場所に固定すると同時に，この部での運動を容易にするための線維性の腱の補助装置である．

○

4．神　経

●1 神経においてミエリン鞘を持つものを有髄神経線維という．

① E1)ミエリン鞘とは髄鞘のことであり，神経の 2)軸索を包んでいる．髄鞘を持つ有髄神経は 3)跳躍伝導をおこすために 4)無髄神経よりも伝導速度が速い．

英語 ① myelin sheath/ ② axon/ ③ saltatory conduction/ ④ unmyelinated nerve fiber　　○

第1章 運動器の基礎知識

1 神経

問題	解説と解答

○2 脊髄は第4～5腰椎の高さで脊髄円錐となる．

② ᴱ¹⁾脊髄は²⁾脊柱管の全長にわたり存在するのではなく，第1～2腰椎レベルで³⁾脊髄円錐となり終了する．そこから遠位へは⁴⁾馬尾神経となる．

英語 ① spinal cord/ ② spinal canal/ ③ meullary cone, conus medullaris/ ④ cauda equina ×

○3 知覚神経は脊髄前角でニューロンを変える．

③ 運動神経は脊髄のᴱ¹⁾前角でニューロンを変え，二次ニューロンとなる．知覚神経は脊髄外の²⁾脊髄神経節でニューロンを変え，二次ニューロンとなる．

英語 ① anterior horn/ ② spinal ganglion ×

○4 頸神経は第1～7神経根で構成される．

④ 頸椎は7個しかないが，ᴱ¹⁾頸神経は第1～8神経根で構成される．²⁾胸神経は第1～12神経根，³⁾腰神経は第1～5神経根，⁴⁾仙骨神経は第1～5仙骨神経根で構成される．

英語 ① cervical nerve/ ② thoracic nerve/ ③ lumbar nerve/ ④ sacral nerve ×

○5 腕神経叢は第5頸神経から第1胸神経で構成される．

⑤ ᴱ腕神経叢は第5～8頸神経，第1胸神経の5本の神経根で神経叢が作られている．

英語 brachial plexus ○

○6 ワーラー変性とは，神経が損傷を受けた部分よりも中枢の変性をおこすことをいう．

⑥ ᴱ¹⁾末梢神経が損傷を受けると，損傷部分より末梢に変性をおこす．これを²⁾ワーラー変性という．

英語 ① peripheral nerve/ ② wallerian degeneration ×

第2章 骨の損傷

問 題　　　解説と解答

1. 定義・分類

● 1　骨折とは，骨組織の連続性が完全あるいは部分的に離断されたものをいう．

① ᴱ骨折は「骨の連続性が完全あるいは部分的に離断された状態」と定義され，部分的に骨の連続性が断たれたものも骨折という．

英語　fracture　　○

● 2　横骨折は，介達外力による場合に多く発生する．

② 介達外力により発生する骨折として，ᴱ¹⁾斜骨折と²⁾ラセン骨折がある．³⁾横骨折は直達外力で発生しやすい．また，回旋力によっておこりやすい骨折としてラセン骨折がある．

英語　① oblique fracture/ ② spiral fracture/ ③ transverse fracture　　×

● 3　1本の骨が2カ所で骨折したものを複数骨折という．

③ 骨折数による分類で，1本の骨に関して，1カ所で骨折したものを単数骨折，2カ所で骨折したものを複数骨折，3カ所以上で骨折をおこしたものを重複骨折，また，2本以上の骨の骨折を多発骨折という．骨折線の方向による分類の1つに複合骨折（ᴱ粉砕骨折，第3骨片を含む）がある．

英語　comminuted fracture　　○

9

第2章 骨の損傷

1 定義・分類

問題	解説と解答

●4　1本の骨が複雑に折れたものを複雑骨折という．

④ 骨折部と創部（外界）と交通のあるものを $^{E1)}$複雑骨折（$^{2)}$開放性骨折），骨片が皮膚内に存在するものを単純骨折という．複雑骨折は，感染の可能性がきわめて高い．重度のものは骨片が皮膚外に露出するものもある．

英語　① compound fracture / ② open fracture　×

●5　皮下骨折は感染のリスクが高いと考えるべきである．

⑤ 皮下骨折は $^{E1)}$単純骨折，$^{2)}$閉鎖性骨折ともいわれ，骨折端が皮膚を破っていない状態である．これは保存療法を行う上での第一条件で，感染の心配はまったくないといえる．

英語　① simple fracture / ② closed fracture　×

●6　陥没骨折は完全骨折である．

⑥ 陥没骨折は，頭蓋骨骨折，脛骨関節面等の完全骨折に使用され，完全に周囲との連絡が断たれた状態をいう．これに対して陥凹骨折とは，いわゆる「へこみ：輪郭の不整」を意味し，不全骨折に属する．不全骨折は骨の一部が損傷されるが，骨の連続性は保たれている．不全骨折には，若木骨折，$^{E1)}$竹節状骨折，乳幼児期に発生する骨折，$^{2)}$亀裂骨折などがある．

英語　① bamboo fracture, buckle fracture / ② crack fracture　○

第2章 骨の損傷

問題	解説と解答
●7 若木骨折で二次性転位をきたすことがある．	⑦ 小児の骨折は^{E1)}骨膜が厚く弾性に富むため，骨折線が完全に骨を横断しないことが多い．この状態を²⁾若木骨折といい，二次性転位は認めない．

(英語) ① periosteum／② greenstick fracture　　×

●8 骨損傷において，屈曲骨折は骨片を生じやすいといえる．	⑧ ^E屈曲骨折は，膝で板を折るような感じで，外力が屈曲方向に作用し第3骨片（骨片）を生じやすい．

(英語) bending fracture　　○

●9 捻転骨折は斜骨折となりやすい．	⑨ ^E捻転骨折ではラセン骨折をきたしやすく，斜骨折にはならない．

(英語) torsion fracture　　×

●10 身体中で疲労骨折の発生頻度が最も高いのは脛骨である．	⑩ ^{E1)}疲労骨折はほとんど全身の骨に発生するが，とくに下肢に多く，年齢的には発育期の10歳代に集中する．なかでも，²⁾脛骨は最も発生頻度が高く，上1/3におこる疾走型骨折と，中1/3前方におこる跳躍型骨折がある．

(英語) ① fatigue fracture／② tibia　　○

●11 疲労骨折では，疼痛が出現した早期より骨折線が認められるため，X線像で早期診断が可能である．	⑪ 疲労骨折は疼痛が出現した早期のX線像では，^{E1)}骨膜反応だけのために異常所見はなく，通常1〜2週後に骨折線が認められる．その後，紡錘形の仮骨形成が出現して治癒していく．早期診断には骨シンチグラム，²⁾MRIが有効との報告が多い．

(英語) ① periosteal reaction／② magnetic resonance imaging：MRI　　×

第2章 骨の損傷

| 問　題 | 解説と解答 |

●12　病的骨折では骨癒合がおこらない．

⑫　特発性骨折ともいい，骨が何らかの基礎的疾患により脆弱になり，通常では骨折がおきない弱い外力，あるいは外力なしで生じる．病的骨折は ^E骨癒合 に不利な条件となるが，骨癒合は十分期待できる．

(英語) bone union　　×

●13　骨折の臨床症状が明らかであっても X 線写真で証明できない骨折がある．

⑬　これは ^E不顕性骨折といい，手の舟状骨や大腿骨，脛骨でよくみられる．一般的に 2～4 週後に，新しい骨形成が X 線上認められる．しばしば X 線写真で明らかになる前に，MRI により骨折が確認できる．

(英語) occult fracture　　○

●14　くる病ではしばしば骨折を生じる．

⑭　^{E1)}くる病は，²⁾病的骨折の誘因の代表である．小児の骨軟化疾患であり，ビタミン D 欠乏症としても知られる．³⁾類骨組織の生産過剰と石灰化障害を特徴とし，骨変形，成長障害，低カルシウム血症，ときにテタニーを伴う．

(英語) ① rickets/ ② pathological fracture/ ③ osteoid tissue　　○

2．症　状

●1　腫脹，機能障害は骨折の固有症状である．

①　骨折には固有症状と一般症状があり，前者は骨折に特有の症状で，①^{E1)}転位と ²⁾変形，②³⁾異常可動性，③⁴⁾軋轢音がある．一般症状としては，①疼痛，②腫脹，③機能障害が挙げられる．

(英語) ① displacement/ ② deformity/ ③ abnormal mobility/ ④ crepitation　　×

第2章 骨の損傷

2 症状

2 骨折時に現れる異常可動性は長管骨の嵌合骨折に著明に現れる．

② 骨の連続性が断たれるため，正常では動くことのない骨が骨折部で動くことを異常可動性という．すなわち，E1)完全骨折で著明に現れる．2)不全骨折，圧迫骨折，嵌合骨折などでは異常可動性を証明しにくい．

英語 ① complete fracture / ② incomplete fracture ×

3 大腿骨頸部骨折は軋轢音を触知しやすい．

③ 骨折端がこすれあう際に生じる音をE軋轢音といい，大腿骨頸部骨折など骨折端間が接触している完全骨折に認められやすい．延長転位，または短縮転位では骨折端が接触しないので軋轢音は生じない．

英語 crepitation ○

4 骨折後，数時間で37～38℃の発熱をみる．

④ 骨折後まもなく，他の病的または異常な症状なしにおこる体温の上昇（37～38℃）をE吸収熱という．骨折血腫やその他の組織の分解物吸収のために発生するもので，数日で平熱にもどる．

英語 absorption fever ○

5 骨盤骨折や大腿骨骨幹部骨折では厳重な全身状態の管理が必要である．

⑤ 骨盤骨折や大腿骨骨幹部骨折では，大量の出血によるショック状態やE脂肪塞栓症を合併することがあるので，厳重な全身状態の管理が必要である．

英語 fat embolism ○

問　題	解説と解答
●6　骨折などの激痛によって発生するショックを出血性ショックという．	⑥ ^Eショックは，<u>出血性</u>，心原性，敗血症性，神経原性，アナフィラキシー性などに分類される．原因が出血であれば出血性ショック，痛みであれば<u>神経原性</u>ショックである．
英語　shock	×
●7　出血性ショックの症状として血圧低下，蒼白，徐脈などがある．	⑦ ^{E1)}出血性ショックがおこれば<u>血圧</u>は低下し，皮膚は蒼白となり，脈は小さく速くなる（²⁾<u>頻脈</u>）．そのほか冷感や，周囲に対して無関心や無欲状態がおこる．
英語　① bleeding shock/ ② tachycardia	○
●8　バイタルサインには血圧，脈拍，呼吸数，体温，尿量などがある．	⑧ ^{E1)}バイタルサインとは，生命の客観的な徴候をいう．一般的には<u>呼吸数</u>，脈拍数，²⁾<u>血圧</u>，体温を指すが，そのほかにも意識状態，顔貌，四肢の運動・体位，皮膚温・色調，中心静脈圧，尿量などが含まれる．
英語　① vital sign/ ② blood pressure：BP	○

3．小児・高齢者の骨損傷

3.1　小　児

●1　小児では骨折をおこすよりも脱臼の発生頻度が高い．	① 小児では，成人では脱臼をおこすような外力で^E<u>骨端線離開</u>などの骨損傷をおこす可能性が高い．
英語　epiphyseal separation	×

3.1 小児

2 小児の骨折においても捻転転位は自家矯正を期待できない．

② 年齢が低ければ低いほど（とくに6歳までは），骨成長がきわめて旺盛なため，^E自家矯正には有利である．しかし，捻転転位，また骨片の転位した関節包内骨折などでは自家矯正は期待できない．また，骨端に近い骨折や関節の運動方向に一致した転位ほど自家矯正はおこりやすい．

(英語) spontaneous correction

○

3 小児骨折では，骨膜性仮骨が旺盛である．

③ 小児では，骨膜が厚く強靭で血行に富み骨膜性仮骨が旺盛で，骨癒合が成人に比し早い．また，^Eリモデリングが旺盛で，変形に対する矯正能力が高い．

(英語) remodeling

○

4 ソルター・ハリスⅡ型とは，骨端線に入った骨折線が，途中から関節軟骨方向に曲がり，骨端自体に骨折線が入ったものである．

④ 骨端線損傷には古くから種々の分類があるが，^Eソルター・ハリスによる分類が現在最も広く用いられる．骨端線に入った骨折線が，途中から骨幹端方向に曲がるのがⅡ型，また関節軟骨方向に曲がるのがⅢ型である．Ⅱ型が最も多く（75％），その大部分は橈骨遠位部での骨折である．

(英語) Salter-Harris

×

参照事項 ソルター・ハリスの分類 ☞ 19頁参照

5 骨端線離開で，ソルター・ハリスのⅡ型については徒手整復が可能である．

⑤ 骨端線離開で，ソルター・ハリスのⅠ，Ⅱ，Ⅲ型であれば^E徒手整復の対象とする．

 manual reduction

○

3.1 小児

6 ソルター・ハリスのⅡ型は成長障害をおこす可能性が非常に高い．

⑥ ソルター・ハリスのⅠ型，Ⅱ型は<u>胚芽層</u>（静止細胞）を損傷することは少なく，一般的に予後は良好である．<u>Ⅲ～Ⅴ型</u>では胚芽層を骨折部が貫通したり，<u>圧挫</u>をしているため<u>成長障害</u>をおこす可能性が高くなり，予後は不良といえる．

×

7 小児の長管骨骨幹部骨折では過成長がおこる．

⑦ 小児が長管骨骨幹部骨折をおこすと，骨折治癒を目的に一次的に血行が促進され，結果的に骨端軟骨の血行も刺激される．このために<u>長径成長</u>が促進され，^E過成長がおこる．大腿骨骨幹部骨折におこる過成長は有名である．

 overgrowth

○

3.2 高齢者

1 モンテギア骨折や上腕骨骨幹部骨折は高齢者に好発する骨折である．

① 高齢者に好発する骨折として，上腕骨外科頸骨折，<u>橈骨遠位端骨折</u>，脊椎椎体圧迫骨折，<u>大腿骨頸部骨折</u>などが有名である．これらの骨折はすべて^{E1)}<u>海綿骨</u>の豊富な部位であり，骨粗鬆症の影響を強く受けている．骨粗鬆症は²⁾皮質骨よりも<u>海綿骨</u>に強く影響を及ぼすからである．

 ① cancellous bone／② cortical bone

×

3.2 高齢者

○2 高齢者骨折の原因となる最も重要な疾患は糖尿病である．

② 高齢者骨折の原因となる疾患として^E骨粗鬆症が最も重要である．骨粗鬆症は老人性骨粗鬆症や閉経後に発症する閉経後骨粗鬆症などに分類される．

 osteoporosis ×

4．治癒経過

○1 グルトの骨癒合日数では，鎖骨骨折は4週間である．

① 「^Eグルトの骨癒合日数」とは，骨折各部位の骨癒合日数を標準化したものである．それぞれ指骨－2，肋骨－3，鎖骨－4，前腕骨－5，腓骨－5，上腕骨－6，脛骨－7，下腿両骨－8，大腿骨－10，大腿骨頸部－12，の各週である．

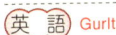 Gurlt ○

○2 仮骨の最も多い時期は骨折後6週ぐらいである．

② 骨折の治癒は^{E1)}炎症期⇒²⁾仮骨形成期⇒³⁾仮骨硬化期⇒⁴⁾リモデリング期と進む．仮骨の最も多い時期は骨折後2～3週の仮骨形成期であり，4週を過ぎると吸収と添加がおこり新しい骨になる．

 ① inflammatory phase/ ② reparative phase (woven bone) / ③ reparative phase (hard callus) / ④ remodeling phase ×

○3 仮骨は外仮骨と内仮骨に分けることができる．

③ 仮骨形成には，膜性骨化（結合組織性骨化）と内軟骨性骨化がある．さらに，^{E1)}皮質骨の外側にできたものを²⁾外仮骨といい，骨髄腔内にできたものを³⁾内仮骨という．

 ① cortical bone/ ② periosteal bone/ ③ endosteal bone ○

第2章 骨の損傷

| 問題 | 解説と解答 |

●4 骨折の予後には、①生命に関する予後、②患肢の保存に関する予後、③患肢の形態および機能に関する予後、④治療経過期間の判定がある。

④ 骨折の^{E}予後には、①生命に関する予後、②患肢の保存に関する予後、③患肢の<u>形態</u>および機能に関する予後、④<u>治療経過期間</u>の判定、の4項目がある。このうち柔道整復師に特に関わりが深いものは、③、④の予後の判定である。

(英語) prognosis ○

●5 海綿骨の骨折や嵌合した骨折は骨折治癒の好適な条件に含まれる。

⑤ 骨癒合に有利な骨折として、<u>海綿骨</u>の骨折、嵌合した骨折、骨折面の密着した斜骨折、等が挙げられる。

参照事項 骨折の癒合に与える影響 ☞ 19頁参照 ○

●6 関節包内骨折は骨の癒合に有利といえる。

⑥ 骨癒合に不利な条件として、^{E}関節包内骨折、<u>転位</u>の大きな骨折、骨折両端部が不安定（固定の不安定）な骨折、<u>骨粗鬆症</u>の強い場合などが挙げられる。

(英語) intraarticular fracture ×

参照事項 骨折の癒合に与える影響 ☞ 19頁参照

5. 合 併 症

5.1 併発症・続発症

●1 関節部の骨折は関節外の骨折より予後が良い。

① 関節部の骨折は骨癒合の$^{E1)}$<u>遷延</u>や成長障害、$^{2)}$変形性関節症など様々な問題を残すことがあるので注意する。

(英語) ① delayed union / ② osteoarthritis：OA ×

18

参照事項

■ソルター・ハリスの分類

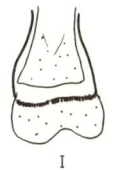
Ⅰ

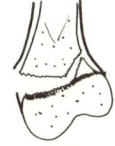
Ⅱ

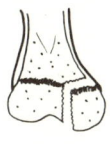
Ⅲ

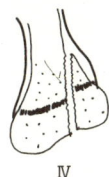
Ⅳ

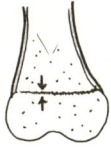
Ⅴ

■骨折の癒合に与える影響

○適条件
1．海綿骨領域，あるいは血行の良好な部位
2．噛合骨折，骨折面に圧迫力の加わった骨折，密着したラセン・斜骨折など
3．若い人，栄養状態の良い人
4．感染を起こしていない
5．軟部組織損傷が少なく，骨端が血腫内にある
6．骨疾患，全身疾患のない人

○不適条件
1．血行の不良な部位
2．骨折端が離開，あるいは剪断力，回旋力の加わっているもの
3．高齢者，栄養状態の悪い人
4．開放性骨折，感染を起こしているもの
5．高度の軟部組織損傷がある，あるいは骨端に血腫が消失している
6．骨疾患，全身疾患のある人
7．関節包内骨折，高度の粉砕骨折のある人

第2章 骨の損傷

5.1 併発症・続発症

問2 肋骨骨折では肺損傷や腎臓損傷などを合併することがある．

② 骨折部位によって損傷を合併しやすい臓器や組織がある．肋骨骨折の<u>肺損傷</u>，下位肋骨骨折の腎臓損傷，骨盤骨折における<u>泌尿器損傷</u>，頭蓋骨骨折による脳損傷，上腕骨骨幹部骨折による^E<u>橈骨神経損傷</u>などである．

英語 radial nerve injury ○

問3 皮下組織に空気が貯留し，皮膚が柔らかく膨隆した状態を皮下気腫という．

③ 外傷を契機として皮下の粗な結合組織に空気が貯留し，皮膚が柔らかく膨隆した状態を<u>外傷性皮下気腫</u>という．肋骨骨折，鎖骨骨折などで肺が損傷されると認められることがある．触診によって，^E<u>捻髪音</u>を触知する．

英語 crepitation ○

問4 脂肪塞栓症は骨折後1～2日の間におこる．

④ 脂肪塞栓症は<u>骨折</u>の合併症であり，骨折後<u>12～48時間</u>の潜伏期を経て，肺，脳，腎臓などの臓器に脂肪による塞栓をおこし多彩な症状を呈する．初期症状は<u>結膜の点状出血</u>や肺塞栓による呼吸障害，脳塞栓による意識障害などである．適切な処置が施されなければ致命的となる．

○

問5 骨癒合遷延では，骨の癒合機転が完全に停止している．

⑤ 骨癒合遷延とは仮骨形成が通常期待される日数と比べて<u>遅れている</u>ものをいう．^E<u>偽関節</u>は骨癒合が完全に停止した状態をいう．

英語 nonunion ×

第2章 骨の損傷

5.1 併発症・続発症

問題6 コンパートメント症候群は前腕の伸側部と下腿部に多くみられる.

解説6 骨折, 軟部組織損傷, 動脈血栓などで生じた循環障害によって, 筋膜で区画された[E1]コンパートメント（筋区画）の内圧が上昇し, 筋, 神経, 血管の[2]阻血性障害を引き起こす病態をコンパートメント症候群という. 前腕の屈側部, 下腿前面に多くみられる.

英語 ① compartment / ② ischemic disorders

✗

問題7 長期臥床は沈下性肺炎や褥瘡, 認知症（痴呆）などの原因となりうる.

解説7 年齢や全身状態にもよるが, 長期臥床によって, [E1]沈下性肺炎, [2]褥瘡, [3]筋萎縮, 認知症（痴呆）, 尿路感染などが合併する可能性がある.

英語 ① hypostatic pneumonia / ② decubitus / ③ muscle atrophy

◯

5.2 後遺症

問題1 偽関節は阻血性循環障害によって発生する.

解説1 偽関節は, 遷延治癒と異なり骨の修復機能が完全に停止した状態をいう. 阻血性循環障害では深部動脈の閉塞による血行障害が原因となって筋組織に[E1]変性, [2]壊死が発生する. たとえば, 上腕骨顆上骨折等にみられる[3]フォルクマン拘縮があり, 初期症状に表れる5P（[4]疼痛, [5]麻痺, [6]知覚異常, [7]蒼白, [8]脈拍消失）を見逃さないことが重要である.

英語 ① degeneration / ② necrosis / ③ Volkmann's contracture / ④ pain / ⑤ paralysis / ⑥ paresthesia / ⑦ paleness / ⑧ pulselessness

✗

5.2 後遺症

問2 偽関節は骨折治癒機転が遅れた状態で，骨癒合の可能性は残されている．

② 偽関節とは骨折部の癒合機転が<u>完全</u>に停止し，骨の癒合する可能性は<u>まったく</u>望めないものである．[E]遷延癒合は予測される骨折の癒合期間を過ぎても，<u>癒合機転</u>は緩慢ながらも継続しているものをいう．

 delayed union　✕

問3 骨折部に働く圧迫力や大量の血腫は偽関節の原因である．

③ 偽関節には，局所性，全身性，医原性の3つの原因がある．
(1) 局所性：①[E1)]剪断力，[2)]屈曲力，牽引力，回旋力，②<u>血行不良部位</u>，③骨の欠損（粉砕骨折など），④血腫の流出．
(2) 全身性：①内分泌異常，②栄養障害，③疾患（骨粗鬆症など）．
(3) 医原性：①不正確な整復，②<u>不適当な固定</u>，③短かすぎる固定期間，などが挙げられる．

 ① shearing force/ ② flexion force　✕

問4 嵌合骨折や骨膜下骨折，少ない血腫は過剰仮骨の原因となる．

④ 過剰仮骨とは[E]仮骨が過剰に形成されて<u>吸収</u>されないものをいう．これにより関節運動の障害や神経・血管の圧迫などをおこすことがある．過剰仮骨をおこす原因として，粉砕骨折，大量の<u>血腫</u>，骨膜の広範な裂離，強すぎる圧迫固定，早期あるいは強すぎる運動療法などがある．

 callus　✕

5.2 後遺症

○5 不正確な整復や不適当な固定は変形治癒の原因となる．

⑤ E1)変形治癒は 2)転位を残したまま骨折部が骨癒合したものである．原因として，不正確な整復や不適当な固定が挙げられる．小児の骨端線損傷では，成長とともに変形が増強してくる場合がある．変形治癒がおこれば外観上の醜形や 3)機能障害を呈することになる．

英語 ① malunion/② displacement/③ dysfunction ○

○6 四肢外傷後におこる無痛性の骨萎縮をズデック骨萎縮という．

⑥ E1)ズデック骨萎縮は四肢外傷後におこる有痛性の骨萎縮である．2)コーレス骨折や踵骨骨折後に発症することがある．原因は交感神経の障害と考えられており，3)反射性交感神経性ジストロフィ（RSD）と同意と考えてよい．

英語 ① Sudeck's atrophy/ ② Colles fracture/ ③ reflex sympathetic dystrophy：RSD ×

○7 関節拘縮では関節面の癒着はない．

⑦ E1)関節可動域が制限された状態は，その病態により関節強直と関節拘縮に分けることができる．関節強直の原因は，相対する関節面の 2)癒着であり，関節拘縮の原因は，軟部組織の 3)萎縮・4)短縮である．

英語 ① range of motion：ROM/ ② adhesion/ ③ atrophy/ ④ shortening ○

○8 外傷性骨化性筋炎は暴力的治療が原因となる．

⑧ 外傷性 E1)骨化性筋炎は，骨折後，関節周囲の筋中に 2)異所性化骨を生じたものをいう．その原因として，暴力的治療が挙げられ，将来的には 3)関節強直につながるおそれがある．治療として，安静が求められる．

英語 ① myositis ossificans, ossifying myositis/ ② ectopic ossification/ ③ ankylosis ○

5.2 後遺症

●9 前腕骨骨幹部骨折は無腐性骨壊死をおこしやすい.

⑨ 骨の無腐性壊死とは，骨折によって骨への血行が遮断され骨が壊死に陥るものである．骨の^{E}無腐性壊死をおこしやすい骨折には，手の<u>舟状骨骨折</u>（中央部から近位部），距骨頸部骨折，<u>大腿骨頸部内側骨折</u>などが挙げられる．

(英語) aseptic necrosis

×

●10 フォルクマン拘縮は外観上，手関節掌屈，母指 CM 関節尺側内転，MP 関節伸展，PIP 関節屈曲，DIP 関節屈曲を呈している．

⑩ ^{E}フォルクマン拘縮は，上腕骨顆上骨折後などに生じる前腕の阻血性血行不全による急速な<u>前腕屈筋群</u>の退行性変性である．<u>正中</u>・尺骨神経麻痺のために手の拘縮変形を生じ，問いの通りの外観を呈す．

(英語) Volkmann's contractue

○

●11 阻血性拘縮の 5 大症状（5 P）は疼痛，腫脹，蒼白，拍動亢進，知覚過敏である．

⑪ 阻血によっておこる 5 P とは，$^{E1)}$<u>疼痛</u>，$^{2)}$<u>知覚異常</u>，$^{3)}$<u>蒼白</u>，$^{4)}$<u>拍動消失</u>，$^{5)}$麻痺である．そのほか罹患筋を他動的に伸張すると激痛を訴える$^{6)}$<u>パッシブ・ストレッチ・テスト</u>は有名である．

(英語) ① pain／② paresthesia／③ paleness／④ pulselessness／⑤ paralysis／⑥ passive stretch test

×

第3章 関節・筋・腱・神経の損傷

問　題　　　解説と解答

1．関節の損傷

···1.1 捻　　挫···

○1　捻挫とは，関節端が解剖学的状態から完全に転位して関節面の生理的相対関係が失われた状態である．

① ᴱ¹⁾捻挫とは，骨と骨の間におこる急激な<u>捻れ</u>，あるいは激しい外力による関節周辺の²⁾関節包や³⁾<u>靱帯</u>の損傷と定義される．問いは脱臼の定義である．

英語　① sprain／② capsule／③ ligament

✕

○2　捻挫のⅡ型は完全断裂があって，関節の不安定性が著明である．

② 捻挫は，Ⅰ型：ᴱ¹⁾靱帯の微小損傷で関節の不安定性はみられない，Ⅱ型：部分断裂で関節の軽度の²⁾<u>不安定性</u>をみる，Ⅲ型：<u>完全断裂</u>で不安定性が著明，に分類できる．

英語　① ligament／② instability

✕

○3　捻挫の特徴的な症状として，弾発性固定が挙げられる．

③ 捻挫の固有症状というものはなく，疼痛や腫脹などの一般症状を認める．また，靱帯のⅡ度，Ⅲ度の損傷では関節部の<u>不安定性</u>を認める．弾発性固定は脱臼の固有症状である．

✕

1.2 脱　臼

1 定義・分類

○1　脱臼とは骨と骨の間におこる急激な捻れ，あるいは激しい外力による関節周辺の関節包や靭帯の損傷と定義される．

① ᴱ脱臼とは関節を構成している関節端が解剖学的状態から完全あるいは不完全に転位して関節面の生理的相対関係が失われている状態と定義される．問いは捻挫の定義である．

英語 dislocation

×

○2　拡張性脱臼は病的脱臼といえる．

② ᴱ病的脱臼には，①中枢性・末梢性麻痺を原因として筋，靭帯等が弛緩して生じる麻痺性脱臼，②関節内に浸出液が貯留し関節包が拡張したために発生する拡張性脱臼，③関節リウマチ（RA）にみられる関節破壊が原因となる破壊性脱臼がある．

英語 pathological dislocation

○

○3　1本の骨の両端で脱臼したものを複雑脱臼という．

③ 関節腔が創部（外界）と交通したものを複雑脱臼（開放性脱臼）といい，皮下に止まっているものを単純脱臼，閉鎖性脱臼，または皮下脱臼という．また，1カ所の関節が脱臼したもの（単数脱臼），1本の骨の中枢と末梢の2カ所の関節で脱臼したもの（複数脱臼，二重脱臼ともいう），2カ所以上の関節が同時に脱臼したもの（多発脱臼）がある．

×

1.2 脱　臼

○4 陳旧性脱臼とは脱臼後約3週間以上経過したものをいう．

④ ᴱ¹⁾陳旧性脱臼の明確な定義はないが，一般的に²⁾軟部組織の修復に必要な期間の3週間以上を経過したものを指すことが多い．

(英語) ① unreduced dislocation / ② soft tissue

○

○5 外傷性脱臼は直達性脱臼が多い．

⑤ ᴱ外傷性脱臼の多くは，テコ作用（介達外力）によることが多い．

(英語) traumatic dislocation

×

○6 単純脱臼とは皮下脱臼のことである．

⑥ 脱臼部の被覆軟部組織損傷を伴わないものを単純脱臼といい，閉鎖性脱臼または皮下脱臼ともいう．

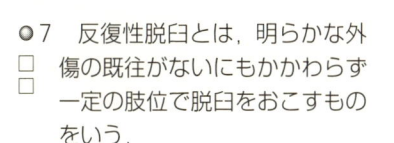

○

○7 反復性脱臼とは，明らかな外傷の既往がないにもかかわらず一定の肢位で脱臼をおこすものをいう．

⑦ ᴱ¹⁾反復性脱臼とは，外傷性脱臼に続発するもので，2回目以降は軽微な外力で脱臼を繰り返すようになったものである．外傷の既往がないにもかかわらず一定の肢位で脱臼をおこすものは，習慣性脱臼である．本人が意図的に脱臼，整復できるものは²⁾随意性脱臼という．

(英語) ① recurrent dislocation / ② voluntary dislocation

×

第3章 関節・筋・腱・神経の損傷

| 問　題 | 解説と解答 |

1.2 脱　臼

○8 習慣性脱臼は仮性関節窩を形成することがある．

⑧ 一定の肢位により常に脱臼するものを^E習慣性脱臼という．習慣性脱臼を繰り返すと常に一定の通路を通り，同じ場所に転位するため，仮性関節窩を形成することがある．

英語 habitual dislocation

○

○9 能動的筋作用が原因の肩関節脱臼は精神的作用の影響と考えたほうが良い．

⑨ 精神的障害が基盤にある場合，筋作用の異常な収縮によって肩関節脱臼を発生することがある．

○

○10 顎関節脱臼は関節包外脱臼である．

⑩ 外力により関節端の一方が関節包を損傷し，関節外に出た状態を外傷性脱臼といい，そのほとんどが関節包外脱臼である．しかし，顎関節脱臼や股関節中心性脱臼などは関節包を破ることなく脱臼するため，関節包内脱臼という．

×

2 症状・合併症

○1 異常可動性は脱臼の固有症状である．

① 脱臼の固有症状は弾発性固定，関節部の変形（①肢長の変化，②関節軸の変化，③関節腔の空虚，④骨頭の位置異常）などが挙げられる．^E異常可動性は骨折の固有症状である．

英語 abnormal mobility

×

第3章 関節・筋・腱・神経の損傷

1.2 脱　臼

2 肩関節脱臼では，上腕骨大結節の骨折を合併することがある．

② 脱臼の合併症として，①骨折，②血管・神経の損傷，③軟部組織の損傷，④内臓の損傷などがある．肩関節脱臼では<u>大結節骨折</u>や，腋窩動脈損傷，^E<u>腋窩神経損傷</u>を合併することがある．

英語 axillary nerve injury ○

3 全身の外傷性脱臼で，最も高率に動脈損傷を合併するのは肩関節鎖骨下脱臼である．

③ 肩関節の鎖骨下脱臼の合併症として腋窩動脈損傷が挙げられる．全身で，最も高率に動脈損傷を合併する脱臼は<u>膝関節前方脱臼</u>である．

×

3 整復障害

1 ボタン穴機構は骨折整復の障害となる．

① ^Eボタン穴機構は<u>脱臼</u>により関節包の裂傷により絞扼され，骨頭がその穴に嵌頓した状況をいう．このままで整復を行うと再脱臼をおこす．このことを<u>仮性整復</u>という．

英語 button-hole mechanism, button-hole dislocation ×

2 関節包の損傷は脱臼の整復障害となる．

② 関節包の損傷は脱臼の整復障害とならない．整復障害として，①骨片や<u>種子骨</u>の嵌入，②関節窩周囲の骨折（整復時にテコ作用が応用できない），③^E<u>関節内血腫</u>（血腫により関節包が拡張するため）などが挙げられる．

英語 hemarthrosis ×

2. 筋損傷

2.1 分 類

○1 筋の直達外力による損傷を肉ばなれ（ストレイン）という．

① 一般的に介達外力による筋損傷を^{E1)}肉ばなれ（ストレイン）と呼び，直達外力による筋損傷を²⁾筋挫傷（コントゥージョン）と呼ぶことが多い．また，³⁾捻挫は主に靭帯損傷を指す．

英語 ①strain / ②contusion / ③sprain

×

○2 寝違いは不良な姿勢による就寝が原因であることが多い．

② 寝違いは，長時間の不良姿勢により筋が伸張され，筋は腫脹し，うっ血状態となることによる．疼痛や熱感などの^E炎症症状を呈するようになる．

英語 inflammatory symptom

○

○3 Ⅰ度の筋損傷では筋線維の断裂を認める．

③ 筋損傷の程度の分類として，Ⅰ度（筋線維の^E断裂は認めない．筋間損傷が主なもの），Ⅱ度（筋線維の部分断裂．筋腹に陥凹を認めることもある），Ⅲ度（筋線維の完全断裂．筋腹に陥凹を認める）に分類している．

英語 rupture

×

○4 スポーツなどでよく認めるハムストリングスや腓腹筋の肉ばなれは筋に直達外力が働き受傷している．

④ 筋損傷には直達外力と介達外力があるが，スポーツなどでハムストリングスや腓腹筋に認める肉ばなれは介達外力によって発症する．

×

第3章 関節・筋・腱・神経の損傷

···2.2 症状・予後

● 1　筋損傷の固有症状に弾発性固定がある．

① 筋損傷時の固有症状は，一般外傷の症状に加え，筋力低下，^E抵抗運動に対する疼痛，損傷部の陥凹などがある．

(英語) resistance exercise　×

● 2　筋の衛星細胞は筋の治癒に深く関わる．

② 筋の再生は神経のように損傷断端部からの延長（連続的再生）ではなく，壊死部分に衛星細胞が増殖する非連続的再生である．

○

● 3　瘢痕組織を多く残して治癒すると再断裂の危険性が高い．

③ ^E瘢痕組織は正常の筋組織に比べ弾力性に乏しいため，断裂端の離開が大きくて瘢痕組織が多いと再断裂の危険性は高い．

(英語) scar tissue　○

● 4　骨化性筋炎は筋損傷時の血腫が原因となって発生する．

④ 筋損傷時にも骨化性筋炎を合併することがあり，原因は損傷部分の^E血腫である．

(英語) hematoma　○

3. 腱損傷

1 腱の損傷は大きく断裂と炎症に分けられる．

① 腱の損傷には，^{E1)}アキレス腱断裂や棘上筋腱断裂に代表される外傷性の損傷と，アキレス腱炎やド・ケルバン病に代表される炎症性の損傷とがある．また，炎症部位には腱実質と²⁾腱鞘の2つがある．

英語 ① achilles tendon rupture / ② tendon sheath ○

2 病的な腱断裂をおこす疾患として，全身性エリテマトーデスや皮膚筋炎がある．

② 病的腱断裂をおこす基礎疾患として^{E1)}関節リウマチ（RA），結核性や化膿性の²⁾腱鞘炎などがある．

英語 ① rheumatoid arthritis：RA / ② tenosynovitis ×

3 腱損傷の特徴的な症状に異常可動性がある．

③ 腱損傷の症状としては一般的な外傷症状を認める．^Eマレットフィンガーなどで完全断裂をおこすと，DIP関節の完全伸展が不能となる．異常可動性は骨折の固有症状であるため腱損傷では認めない．

英語 mallet finger ×

4 腱損傷の治癒過程では，特に周囲組織との癒着を防止することが重要である．

④ 腱損傷の治癒過程において周囲組織との^E癒着を防止することが重要である．この癒着の防止には早期の運動療法が効果的であるが，その開始時期については修復状況を判断し，運動方法や運動負荷を決定しなければならない．

英語 adhesion ○

第3章 関節・筋・腱・神経の損傷

| 問　題 | 解説と解答 |

4．神経損傷

…4.1 分　類

○1　神経損傷の分類としてトッシーの分類がある．

① 神経損傷の[E1)]分類としては[2)]セドンの分類や[3)]サンダーランドの分類がある．現在ではサンダーランドの分類のほうが詳細でよく用いられる．[4)]トッシーの分類は，肩鎖関節脱臼に用いられる．

英語　① classification/ ② Seddon/ ③ Sunderland/ ④ Tossy　　×

○2　牽引力による神経損傷に腕神経叢損傷がある．

② 腕神経叢損傷は神経に過度の牽引力が働いた結果おこる．オートバイ事故や分娩などが原因となる．

○

○3　人体には解剖学的に神経が絞扼を受けやすい部位がある．

③ 人体には解剖学的に絞扼を受けやすい部位が存在し，臨床上は[E]絞扼性神経障害と総称される．

英語　entrapment neuropathy　　○

○4　大腿ギプスによって脛骨神経麻痺がおきる．

④ 脛骨神経は比較的深層を走行するため，単独麻痺をきたすことは少ない．臨床的には，総腓骨神経が腓骨頭の部分で圧迫され，足関節と足指の伸展障害から[E]下垂足となる．

英語　drop foot　　×

4.2 症状・治癒経過

問1 末梢神経損傷では運動障害や知覚障害,自律神経障害などの症状を呈する.

① ᴱ末梢神経損傷では,<u>運動障害</u>(弛緩性麻痺,腱反射の減弱),知覚障害(支配領域の痛覚,触覚,温度覚など),自律神経障害(発汗障害,血管運動障害など)を認める.末梢神経には<u>自律神経</u>も混入するため自律神経障害もおこる.

英語 peripheral nerve injury ○

問2 チネル徴候とは腱反射と同意である.

② ᴱチネル徴候は神経再生の徴候で,末梢神経が<u>ワーラー変性</u>をおこした後,再生していく中でその再生部分を軽く叩打すると支配領域に<u>しびれ感</u>(蟻走感)を訴えるものである.神経損傷の回復状況の判定に用いられる.絞扼性神経障害の絞扼部分でも同様の徴候を認めるため広く用いられる.

英語 Tinel's sign ×

問3 神経の再生は日に10mm程度である.

③ 神経のᴱ再生は損傷部から<u>遠位</u>に伸びる.再生速度は日に<u>1〜2 mm</u>程度といわれ,チネル徴候によって再生部位を評価できる.

英語 regeneration ×

第4章 評価法・検査法・治療法

問題　　　　　解説と解答

1. 評価法と検査法

···1.1　歩容・良肢位···

○1 トレンデレンブルグ徴候は大殿筋の機能不全で認める.

① ᴱトレンデレンブルグ徴候は<u>中殿筋</u>の筋力低下などで認める徴候である．中殿筋が正常に働かないため，患側片脚立位時に骨盤を水平に保持することができず，健側の骨盤が下がる．ほかに，先天性股関節脱臼，大腿骨頸部骨折後の<u>内反股</u>，<u>上殿神経麻痺</u>などで認められる．

(英語) Trendelenburg's sign　　　　　　　　×

参照事項　トレンデレンブルグ徴候と牽引法　☞ 42頁参照

○2 鶏歩は脛骨神経麻痺で呈する.

② ᴱ鶏歩とは<u>下垂足（腓骨神経麻痺）</u>など，足関節背屈力の低下あるいは消失時，足先が地面に引っかからないように患側の足を高く持ち上げた歩行を行うようになり，これが鶏が歩くように見えることによる．

(英語) steppage gait　　　　　　　　　　　×

第4章 評価法・検査法・治療法

| 問 題 | 解説と解答 |

1.1 歩容・良肢位

○3 バージャー病ではトレンデレンブルグ歩行を呈する．

③ E1) バージャー病は閉塞性血栓血管炎としてとらえられ，2) 間欠性跛行を呈する疾患である．歩行により下肢の痛みや痺れが出現するが，休息すれば症状は消失し，再び歩行が可能となり，歩行と休息を繰り返す．間欠性跛行を呈する疾患にはほかに腰部脊柱管狭窄症，閉塞性動脈硬化症がある．

(英語) ① Buerger's disease/ ② intermittent claudication ×

○4 手指の良肢位はテニスボールを握った肢位である．

④ E1) 良肢位とは，①関節が拘縮・強直をおこして機能を失った場合でも 2) 日常生活動作において最も機能的な肢位，②拘縮をおこしにくい肢位，という2つの考え方がある．手指の良肢位としてボールを握ったような肢位は有名である．

(英語) ① functional position/ ② activity of daily living：ADL ○

○5 膝関節の良肢位は完全伸展位である．

⑤ E 膝関節の良肢位は軽度屈曲位（屈曲約10°）である．

(英語) knee joint ×

1.2 計 測

○1 上肢長は肩峰から橈骨茎状突起または中指先端までの距離である．

① 上肢長では通常，肩峰から橈骨茎状突起までの距離を計測するが，中指先端まで計測する場合もある．計測は肘を伸展させ前腕を回外し，手掌を前面に向けた肢位で計測する．

○

1.2 計 測

問2 棘果長は下前腸骨棘から内果までの距離である．

② E1)棘果長は上前腸骨棘から内果までの長さである．そのほか 2)転子果長があり，これは大転子から外果までの距離を計測する．

英語 ① spina malleolar distance：SMD／② trochanter malleolar distance：TMD ×

問3 大腿周径は大腿部の最も太い部分を計測する．

③ 大腿周径は一般的には膝蓋骨上縁より10cmまたは5cm近位部分を計測する．小児の場合，10cmでは近位になりすぎるため，5cmで測定することが多い．

×

問4 下腿周径は脛骨粗面より遠位10cmの部分を計測する．

④ 下腿周径は視診上，最も太く見える部分を計測する．上腕周径・前腕周径も同様である．

×

1.3 反射・MMT

問1 挙睾筋反射は深部反射である．

① 挙睾筋反射は大腿内側をピンやハンマーでこする．正常であれば同側の挙睾筋が収縮し睾丸が挙上する．これは皮膚を刺激することによっておこる反射であり，E表在反射である．

英語 superficial reflex ×

1.3 反射・MMT

2 アキレス腱反射は深部反射である．

② ᴱ¹⁾アキレス腱反射や²⁾膝蓋腱反射は腱反射といわれ，腱を叩打することにより筋紡錘を介して筋を収縮させる．どちらも深部知覚を介する反射のため³⁾深部反射という．

英語 ① achilles tendon reflex：ATR/ ② patella tendon reflex：PTR/ ③ proprioceptive reflex

○

3 アキレス腱反射や膝蓋腱反射は単シナプス反射である．

③ ᴱ筋紡錘からの情報は求心性神経線維（Ia 求心性神経線維）をとおり脊髄内でシナプスを1回介し α 運動線維に情報を伝え錘外筋線維の筋収縮を引き起こす．このように，反射経路の中で1回だけシナプスを介するため単シナプス反射という．

英語 muscle spindle

○

4 徒手筋力テストの3（フェア）ではいくらかの抵抗を加えても，なお重力に抗して完全に動く．

④ ᴱ¹⁾徒手筋力テストの3では，抵抗を加えなければ自動で²⁾重力に抗して全可動域を動く．よって，抵抗を加えるとMMT 3の患者は動かすことはできない．

英語 ① manual muscle testing：MMT/ ② gravity

×

5 徒手筋力テストの1（トレース）では関節は動かないが，筋の収縮が認められる．

⑤ 徒手筋力テストの1では，筋肉のᴱ収縮は認められるが，関節運動はまったく生じない．

英語 contraction

○

1.4 関節穿刺・画像診断

Q1 関節穿刺にて関節血腫に脂肪滴を認めれば靭帯損傷を疑う．

① ᴱ関節穿刺にて関節血腫を認めれば関節包内損傷（靭帯・半月・骨）を疑うことができる．また，その血腫の中に脂肪滴を認めたのであれば，関節内における骨損傷を示唆する所見となる．靭帯損傷では通常，脂肪滴は認めない．

英語　arthrocentesis　　×

Q2 四肢のＸ線検査では通常，1方向からの撮影のみで十分である．

② X線検査では，1方向のみでははっきりしないものがあり見落としの危険性があるため，通常2方向からの撮影が基本である．さらに疑わしいものは斜位像などを追加する．

×

Q3 シンチグラフィは炎症や悪性腫瘍のある部分に強い集積像を示す．

③ シンチグラフィはᴱ¹⁾放射性同位元素を静注し，X線写真によって集積像を観察する検査法である．炎症や²⁾腫瘍などでは高い集積像を示す．逆に壊死部など血流のない部分では集積しない．

英語　① radioisotope／② tumor　　○

Q4 MRIは放射線を利用する．

④ MRI（磁気共鳴画像法）は磁場の中の水素原子（プロトン）の密度を計測するため，放射線の被曝がない．ᴱCT（コンピュータトモグラフィ）は放射線を使用するため，放射線の被曝がある．

英語　computerized tomography：CT　　×

2. 治療法

2.1 応急処置・整復法・固定

1 RICEとは慢性疾患に対する治療原則である．

① RICEとは急性外傷に対する応急処置の原則である．Rはrest（安静），Iはicing（冷却），Cはcompression（圧迫），Eはelevation（挙上）の意味である．

×

2 屈曲整復法は斜骨折，ラセン骨折にも応用される．

② 屈曲整復法は，短縮転位の整復困難な横骨折の場合に適応されるもので，斜骨折，ラセン骨折には応用できない．

×

3 介達牽引法は，上腕骨顆上骨折や大腿骨骨幹部骨折などの際に用いられる．

③ [E1]介達牽引法は，患肢に重垂，あるいは牽引装置を用いて[2)]持続的牽引を加えることで，側方転位や屈曲転位を矯正し，骨折部の安定を図るものである．適用として，上腕骨顆上骨折や大腿骨骨幹部骨折などが挙げられる．

(英語) ① indirect traction / ② continuous traction

○

4 クラッチフィールド牽引は頸椎骨折などに対して頭蓋骨より直達牽引を行う方法である．

④ [E1]クラッチフィールド牽引は頸椎骨折・脱臼骨折などの治療に用いられ，頭蓋骨より直達牽引を行う．下顎から行う[2)]グリッソン牽引（介達牽引）に比べ確実，強力で，持続的な牽引が行える．

(英語) ① Crutchfield traction / ② Glisson traction

○

参照事項 トレンデレンブルグ徴候と牽引法 ☞ 42頁参照

第4章 評価法・検査法・治療法

2.1 応急処置・整復法・固定

問5 下巻きなしに，皮膚に密着させてギプスを巻くものを無褥ギプスという．

解説5 ギプス固定の種類は，その目的により名称が分けられている．下巻きの上に巻くものを<u>有褥ギプス</u>，ギプスの一部に窓を開けたものを[E1)]有窓ギプス，ギプスの足底部に[2)]ヒールをつけたものを[3)]歩行ギプスという．無褥ギプスは問いの通りである．

英語 ① windowed cast / ② heel / ③ walking cast

○

問6 関節可動域の維持を目的として，外固定は使用される．

解説6 外固定は，整復後の骨折や捻挫に対して，①患部の固定保持，②骨折部変形の矯正・防止，③<u>良肢位</u>の保持などを目的に使用される．

×

2.2 理学療法

問1 運動療法は他動運動と自動介助運動に大別される．

解説1 [E1)]運動療法は[2)]他動運動[3)]と<u>自動運動</u>に大別される．自動運動はさらに自動介助運動，自動運動，抵抗運動に分類される．

英語 ① therapeutic exercise / ② passive exercise / ③ active exercise

×

問2 等尺性収縮と等張性収縮は同意である．

解説2 [E1)]等尺性収縮とは筋は収縮しているが関節の運動はおこっていないものである．[2)]<u>等張性収縮</u>は筋の収縮と関節の運動がおこっているものである．そのほか[3)]<u>等速度性収縮</u>があり，これは同じ速度で関節運動をおこすもので徒手では困難である．サイベックスなどの器機で行える．

英語 ① isometric contraction / ② isotonic contraction / ③ isokinetic contraction

×

第4章 評価法・検査法・治療法

| 問　題 | 解説と解答 |

2.2 理学療法

3 パラフィン浴，ホットパックなどは変換熱による温熱療法である．

③ パラフィン浴やE1)ホットパック，赤外線などは伝導熱を利用した温熱療法で深部への深達度は浅い．超短波，2)極超短波，3)超音波は変換熱を利用した温熱療法で伝導熱よりも深達度は強い．

(英語) ① hot pack / ② microwave diathermy / ③ ultrasound therapy

×

4 レイノー病や皮膚知覚が鈍麻している患者には寒冷療法は禁忌である．

④ Eレイノー病は小動脈の機能的異常によって発作性収縮が繰り返されておこる寒冷刺激によって誘発される．皮膚知覚の鈍麻している患者は温熱療法，寒冷療法のいずれも禁忌である．温熱療法の禁忌として，出血部位，皮膚知覚鈍麻，急性炎症，悪性腫瘍，皮膚疾患などがある．

(英語) Raynaud disease

○

参照事項

■トレンデレンブルグ徴候（左）と牽引法（中央・右）

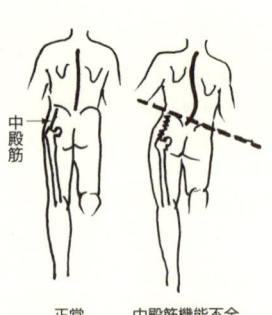

正常／中殿筋機能不全（患側立位）
中殿筋

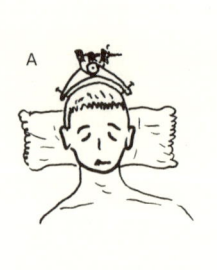

A：クラッチフィールド牽引
B：グリッソン牽引

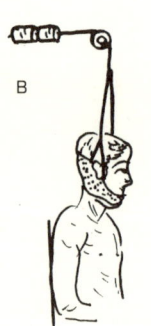

第5章　骨　　折

問　題　　　　解説と解答

1．頭部・顔面

···1.1　頭蓋骨骨折

○1 　眼窩底の骨折は頭蓋冠骨折に分類される．

① 頭蓋骨骨折は<u>頭蓋冠骨折</u>と<u>頭蓋底骨折</u>に大別される．眼窩底骨折は頭蓋底骨折に分類される．さらに，頭蓋底骨折は前頭蓋窩骨折と中頭蓋窩骨折に分類される．

×

○2 　頭蓋底骨折における耳介後部から乳様突起にかけての皮下出血をバトル徴候という．

② [E1)]バトル徴候は主に中頭蓋窩骨折時に認める所見であり，耳介後部から[2)]<u>乳様突起</u>にかけておこる皮下出血のことである．この部分に皮下出血を認めた場合，<u>中頭蓋窩</u>の骨折を疑うことができる．

(英 語) ① Battle sign/ ② mastoid process

○

○3 　中頭蓋窩骨折ではブラックアイを認める．

③ ブラックアイは<u>前頭蓋窩骨折</u>などで認める症状であり，眼鏡様皮下出血と呼ばれる．中頭蓋窩骨折に認める症状としては<u>バトル徴候</u>が有名である．

×

43

第5章 骨　折

| 問　題 | 解説と解答 |

1.1 頭蓋骨骨折

● 4　小児の頭蓋冠骨折では陥没骨折となることが多い．

④ 小児は頭部が体に比して大きいため，頭部外傷をおこしやすい．小児の骨は柔らかいため，陥没骨折となるよりも<u>陥凹骨折</u>になりやすい．

×

● 5　頭部の骨折では転位がなくても硬膜外血腫などによる脳障害を考慮する．

⑤ 頭部外傷では常に脳障害（脳振盪，<u>脳挫傷</u>，出血による脳圧亢進症）などを考慮する．<u>硬膜外血腫</u>などでは初期には意識の清明な時期（意識清明期：ルシードインターバル）をもつことがあり，慎重な経過観察が必要である．

(英語) lucid interval

○

1.2 上顎骨・鼻骨骨折

● 1　上顎骨骨折は直達外力によって発生することが多い．

① 上顎骨骨折はボクシングなどによる強打や激突などの<u>直達外力</u>で発生することがほとんどである．症状としては，特に咀嚼・構音障害が特徴的である．

○

● 2　鼻骨骨折はスポーツ時や衝突などの直達外力によって発生する．

② 鼻骨骨折は<u>直達外力</u>によってのみ発生する．

○

問　題	解説と解答

1.2　上顎骨・鼻骨骨折

○3　鼻骨骨折の整復法は外鼻孔から鉗子や細めの丸塗り箸を挿入して整復する．

③　問題の鉗子などのほか，8番線の針金などに[E1)]ガーゼや綿花を巻き<u>外鼻孔</u>から挿入し骨折部を整復する．その後，鼻孔にガーゼや綿花で作った[2)]タンポンを挿入し整復位を保持する．

○

英 語　① gauze／② tampon

2．胸　部

…2.1　肋骨骨折

○1　幼小児期に激しい咳によって肋骨骨折がおきることがある．

①　幼小児の肋骨は<u>弾力性</u>に富むため骨折をおこすことはまれである．高齢者では<u>骨粗鬆症</u>の影響もあり，激しい咳などの軽微な外力で[E]肋骨骨折をおこすことがある．

×

英 語　rib fracture

○2　介達外力による肋骨骨折では骨折部は胸郭内方を向く．

②　直達外力では骨折部は胸郭内方を向き，介達外力では骨折部は<u>胸郭外方</u>を向くことが多い．また，介達外力は前後・左右からの圧迫や激しい咳，<u>ゴルフスイング</u>などによって発生する．

×

2.1 肋骨骨折

問3 肋骨骨折の好発部位は第11, 12肋骨である.

③ 肋骨骨折の好発部位は第7, 8肋骨である. 介達外力の多くが回旋力であり, この部位に加わりやすいからである. 下部の浮肋骨は胸骨との連結がないため, 運動性が大きく骨折は少ない.

×

問4 肋骨骨折では, 患部に手を当てて深呼吸を行わせると軋轢音を触知できることがある.

④ 肋骨骨折の症状として, ①深呼吸や咳などによる疼痛の増強, ②胸郭を前後・左右から圧迫することによる介達痛, ③軋轢音の触知, などが重要な所見となる. 肋骨骨折では大きな転位を認めることはまれである.

○

問5 多発肋骨骨折の場合, 奇異呼吸を呈することがある.

⑤ 多発肋骨骨折時, [E1)]奇異呼吸や[2)]気胸を発生しやすい. 奇異呼吸とは, 正常の呼吸運動とは逆の現象をいい, 吸気時に胸腔内が陰圧となって肺は収縮し, 呼気時に逆の現象がおこるものである.

英語 ① paradoxical respiration / ② pneumothorax

参照事項 奇異呼吸 ☞ 120頁参照

○

問6 肋骨骨折における絆創膏固定は胸部全周に貼布することが重要である.

⑥ 基本的に絆創膏固定は全周に貼布することはなく, 後方の脊柱から胸骨を含めた胸郭の半周を基本とする. また, 絆創膏固定に限らず胸郭の固定は, 息を吐き終えた呼気時に, 胸部を狭小したうえで行う.

×

2.2 胸骨骨折

Q1 胸骨骨折は介達外力で発生することが大部分である．

① 胸骨骨折は<u>直達外力</u>で発生することが多い．自動車事故などで胸骨にハンドルが激突し発生するのはその典型例である．また介達外力によって発生することはまれであるが，体幹に強い屈曲力が働いて発生する．

✗

Q2 胸骨骨折がおこると，患者は頭部を前方に向け両肩を後方へ開くような疼痛緩和肢位をとる．

② 胸骨骨折の疼痛緩和肢位は<u>頭部</u>を前方に傾け，両肩を<u>前内方</u>に向ける肢位を呈する．そのほか特徴的な症状としては呼吸時の疼痛のため<u>腹式呼吸</u>を行う．胸骨骨折の定型的転位は，遠位骨片の<u>近位骨片</u>への騎乗である．

✗

Q3 胸骨骨折では，腎臓の損傷を合併することがあるので注意する．

③ 胸骨骨折では，胸腔内臓器の損傷（胸管，内胸動脈など）や<u>肋骨骨折</u>を合併することがある．

✗

3．脊　椎

3.1 頸椎骨折

Q1 頸椎椎体圧迫骨折の発生外力は頸椎の過伸展である．

① 頸椎椎体圧迫骨折は^{E}頸椎の<u>過屈曲外力</u>によっておこる．後縦靭帯は損傷されることが少なく，頸椎の安定性はよい．

英語 cervical vertebra

✗

第5章 骨　折

| 問　題 | 解説と解答 |

3.1 頸椎骨折

○2 頸椎椎体圧迫骨折の好発部位は第5, 6頸椎である.

② 頸椎椎体圧迫骨折は第5, 6頸椎に好発し, 頸椎の強い屈曲力による.

○

○3 頸椎椎体圧迫骨折の固定法にパンツェルコルセットがある.

③ 頸椎椎体圧迫骨折では椎体の[E]楔状変形を無理に修復する必要はなく, パンツェルコルセットやギプスなどで固定を行う.

英語　wedging deformity

○

○4 下部頸椎に発生する棘突起骨折は直達外力で発生することが多い.

④ 棘突起の骨折は下部頸椎に多く, 発生外力は自家筋力の牽引力（介達外力）による. また, スコップ作業者によく認める棘突起骨折（下部頸椎, 上部胸椎）は疲労骨折の一種と考えられる（スコップ作業者骨折と呼ばれる）.

×

○5 頸椎の骨折は第1, 2頸椎におこしやすい.

⑤ 第1, 2頸椎の骨折である[E1]ジェファーソン骨折, 歯突起骨折, [2)]ハングマン骨折などは, 有名であるが, 発生頻度は第4, 5, 6頸椎に比し, それほど高くない. ジェファーソン骨折は, 第1頸椎（環椎）の破裂骨折であり, ハングマン骨折は第2頸椎（軸椎）関節突起間の骨折である. 絞首刑時に頸椎が過伸展され発生するため, この名前が付いた.

英語　① Jefferson fracture / ② hangman fracture

×

3.2 胸椎・腰椎骨折

○1 破傷風による痙攣や電気ショック時におこす椎体の圧迫骨折は腰椎部に多い．

① [E]破傷風による痙攣や電気ショック時に椎体の圧迫骨折をおこすことがある．この圧迫骨折の発生部位としては<u>胸椎</u>が多い．

(英語) tetanus ×

○2 胸・腰椎移行部圧迫骨折は椎体の圧潰により楔状変形をきたす．

② 椎体の圧迫骨折により，前方がつぶされた<u>楔状変形</u>を呈する．これは<u>椎体前方</u>が力学的に脆弱なためである．椎体の変形として，そのほか<u>扁平椎</u>，<u>魚椎</u>変形などがあり，結果的に[E1)]<u>亀背</u>あるいは 2) 突背を呈する．強い外力により，3) <u>脊髄損傷</u>を発生するときわめて重篤となるが，まれである．

(英語) ① gibbus/ ② kyphosis/ ③ spinal cord injury ○

○3 脊椎圧迫骨折は高齢者では軽微な外力で発生し，胸・腰椎移行部に多い．

③ 脊椎椎体は<u>海綿骨</u>の豊富な部分であり，骨粗鬆症の影響を強く受ける．高齢者などでは"しりもち"などの軽微な外力で椎体の圧迫骨折を呈する．脊柱カーブが後弯から前弯へ移行する<u>胸・腰椎移行部</u>（第12胸椎と第1腰椎）に，発生しやすい．

○

3.2 胸椎・腰椎骨折

4 胸・腰椎移行部圧迫骨折のベーラーの固定法は体幹を伸展位に固定する．

④ 圧迫骨折により椎体<u>前方</u>が圧潰する．椎体上下の圧迫力を除去するため，体幹を屈曲位でなく（過）<u>伸展位固定</u>とする．そのほか背臥位吊下げ法や反張背臥位法などがあるが，いずれも脊椎を過伸展位（反張位）としている．

○

5 腰椎肋骨突起骨折は大腰筋や腰方形筋の強い収縮力によっておこる．

⑤ 大腰筋は主に<u>肋骨突起</u>（横突起）などからおこり，大腿骨の小転子につく．腰方形筋は<u>腸骨稜</u>からおこり，第12肋骨と肋骨突起に付着するため，これらの筋の収縮により肋骨突起の[E]<u>裂離骨折</u>をきたす．

英語 avulsion fracture

○

6 直達外力での腰椎肋骨突起骨折では，泌尿器損傷を合併することがある．

⑥ 直達外力で腰椎肋骨突起が骨折した場合，かなりの外力が加わったことが予測される．この損傷では<u>下腹部内臓</u>を含めた泌尿器の損傷をチェックしなければならない．

○

7 シートベルトなどによって脊椎が水平に骨折したものをチャンス骨折という．

⑦ シートベルトはかつて腹部のみを支えており，衝突などで急激に上半身が前方へ倒れ，脊柱の後方に離開する力によって<u>棘突起後方</u>から椎体に向け水平に骨折をおこした．これを[E]チャンス骨折という．現在のシートベルトの多くは腹部と胸部を支えており，チャンス骨折はおこりにくい．

英語 Chance fracture

○

4. 鎖骨・肩甲骨

4.1 鎖骨骨折

問1 小児の鎖骨骨折は不全骨折を呈することが多い．

① 小児の鎖骨骨折は<u>不全骨折</u>を呈することが多いが，成人では不全骨折は呈さず，転位が高度となることが多い．さらに第3骨片を呈することもある．

◯

問2 鎖骨骨折の多くは直達外力である．

② 鎖骨骨折は頻度が高い骨折で，全骨折の5～10％を占めるといわれている．受傷機転は<u>介達外力</u>によることが多く，開放骨折はまれである．

×

問3 鎖骨骨折の好発部位は中・外1/3境界部である．

③ 鎖骨を内1/3・中1/3・外1/3に分けると，鎖骨骨折は<u>中1/3</u>に多い．さらに詳細に好発部位を述べると中・外1/3境界部となる．この部分は鎖骨の<u>S字状カーブ</u>の移行部であり，力学的に脆弱である．

◯

問4 鎖骨骨折の定型的転位では，近位骨片は前上方に転位する．

④ 近位骨片は<u>胸鎖乳突筋</u>の作用により，後上方に転位する．遠位骨片は上肢の重量により下垂し，<u>大・小胸筋</u>の緊張によって短縮転位する．

×

4.1 鎖骨骨折

○5 鎖骨骨折の患者では，頸部をやや患側に傾ける．

⑤ 鎖骨骨折の患者は，①頸部を患側に傾け胸鎖乳突筋を弛緩させる．②上肢の重量を軽減するため，患側の上肢を健側で保持する（疼痛緩和肢位）．

○

○6 定型的鎖骨骨折では，ピアノキー症状がみられることがある．

⑥ ピアノキー症状は肩鎖関節脱臼時にみられ，定型的鎖骨骨折ではみられない．肩鎖関節の脱臼の場合，E1)肩鎖靭帯，2)烏口鎖骨靭帯が損傷し，鎖骨外側端（肩峰端）が階段状に突出するため，鎖骨の外側端を上から押すとピアノキーのように感じられる．

英語 ① acromioclavicular ligament：A-C lig./ ② coracoclavicular ligament：C-C lig.

×

○7 鎖骨骨折の固定法にセイヤー絆創膏固定法がある．

⑦ 鎖骨骨折に対して主に用いられる固定法は8字帯固定法，E1)鎖骨バンド，2)セイヤー絆創膏固定，ギプス固定，キャスト固定などがある．

英語 ① clavicular band/ ② Sayre bandage

○

○8 腕神経叢損傷は鎖骨骨折の合併症である．

⑧ 鎖骨骨折の合併症には，腕神経叢などの神経損傷，E1)変形治癒，偽関節，胸膜・肺尖損傷などが挙げられる．さらに，固定時に鎖骨バンドあるいは2)キャストが腋窩神経を圧迫障害することがある．

英語 ① malunion/ ② cast

○

4.1 鎖骨骨折

9 鎖骨骨折では変形治癒をおこすと機能障害を多く残す．

⑨ 鎖骨骨折では変形治癒を残しても機能的問題を残すことは少ない．しかし，女性では美容的な問題があるため注意を要する．鎖骨骨折の神経・血管損傷として，受傷時に腕神経叢損傷を，固定時に腋窩神経・腋窩動脈の障害を合併する．

×

10 鎖骨外側端骨折では，外観が肩鎖関節脱臼と類似する．

⑩ 鎖骨外側端骨折と肩鎖関節脱臼は，類似の外観を呈するため注意が必要である．

○

11 鎖骨外側端骨折では，骨癒合が良好である．

⑪ 鎖骨外側端は仮骨形成が悪く注意を要する．全体として，鎖骨骨折は固定肢位の維持が困難であることから，変形治癒の発生頻度が高い．

×

4.2 肩甲骨骨折

1 肩甲骨骨折は小児に好発し，主に介達外力で発生する．

① 肩甲骨骨折は40〜60歳に好発し，直達外力で発生することが多い．

×

2 肩甲骨下角骨折では，遠位骨片が前外上方に転位する．

② 肩甲骨下角骨折では，遠位骨片が大円筋や前鋸筋により前外上方に転位する．上角骨折では近位骨片が肩甲挙筋により上内方に転位する．

○

第5章 骨　折

問　題　　　　　　　　解説と解答

4.2 肩甲骨骨折

○3 肩甲骨は胸郭から浮遊しているため，骨折時には転位が大きくなる傾向がある．

③ ᴱ肩甲骨は周囲を多くの筋により厚く覆われているため (mooring muscle という)，骨折による転位を<u>おこしにくい</u>．

×

英語　scapula

○4 肩甲骨体部骨折では，腱板損傷と類似の症状を呈する．

④ 肩甲骨体部骨折では，ᴱ<u>回旋腱板</u>を構成する筋群の筋内出血による腱板筋群痙縮により<u>外転障害</u>などがみられる．腱板損傷と類似の症状である．

○

英語　rotator cuff

○5 肩甲骨烏口突起骨折は肩関節脱臼を合併することがある．

⑤ 肩甲骨烏口突起骨折は<u>直達外力</u>で発生し，肩鎖関節の脱臼を合併していることがある．

×

5．上腕骨近位

5.1 上腕骨骨頭・解剖頸骨折

○1 上腕骨骨頭骨折では関節血腫を形成する．

① 上腕骨骨頭骨折は，関節軟骨に被われた部分の骨折で，ᴱ¹⁾<u>関節包内骨折</u>である．関節包内骨折であるため，<u>関節包内血腫</u>を形成する．しかし，結節部，外科頸骨折と比べると²⁾<u>腫脹</u>は少なく，捻挫と誤診されやすいので注意を要する．

○

英語　① intracapsular fracture / ② swelling

5.1 上腕骨骨頭・解剖頸骨折

○2 上腕骨骨頭骨折は海綿骨が豊富な部分であるため，骨癒合は良好である．

② 上腕骨骨頭骨折は，①関節包内骨折であること，②骨折により栄養血管が絶たれやすいことから，骨癒合は不良であり，固定期間が長期化し関節拘縮に陥ることが多い（特に高齢者）．また，関節面の骨折であり，転位を残すと外傷性関節症をおこす．

×

○3 上腕骨解剖頸単独骨折の発生頻度は比較的高い．

③ 上腕骨解剖頸単独骨折の発生は非常にまれで，関節包や腱板が断裂しない限り転位することはほとんどない．しかし転位すると，骨頭に付着する軟部組織がないため，^E保存的整復は困難である．

(英語) conservative reduction

×

○4 上腕骨解剖頸骨折は介達外力によって発生することが多い．

④ 上腕骨解剖頸骨折は転倒して肩を強打したときなどの介達外力によって発生する．好発年齢は若年者よりも高齢者に多く発生する．

○

○5 上腕骨解剖頸骨折で噛合骨折であれば，徒手整復の必要はない．

⑤ 上腕骨解剖頸骨折で転位のないもの，あるいは噛合骨折であれば徒手整復は不要であり，経過も予後も良好である．

○

第5章 骨　折

| 問　題 | 解説と解答 |

5.2 上腕骨外科頸骨折

○1　上腕骨外科頸骨折は小児におこりやすい骨折である．

① 上腕骨外科頸骨折は<u>老人</u>に好発する骨折の1つである．上腕骨外科頸も<u>海綿骨</u>の豊富な部分であり，骨粗鬆症の影響を強く受ける．高齢者が転倒などで手をついた場合，コーレス骨折や上腕骨外科頸骨折をおこしやすい．

×

○2　上腕骨外科頸骨折は外転骨折と内転骨折に大別される．

② 受傷機転により外転骨折，内転骨折に分けられ，内転骨折は肩関節を体幹に近づけた<u>内転位</u>で転倒した場合，外転骨折は肩関節を外転位で手をついた場合に発生する．

○

○3　上腕骨外科頸内転型骨折の遠位骨片は外転を呈する．

③ 上腕骨外科頸内転型骨折は，近位骨片の骨軸に対して遠位骨片の骨軸が^E<u>内転</u>したものをいう．よって外見は前・<u>外方</u>に凸を呈する．

(英語) adduction

×

○4　上腕骨外科頸外転型骨折では遠位骨片端は前内方に偏位する．

④ 上腕骨外科頸外転型骨折は，近位骨折端に対して遠位骨折端の骨軸は^E<u>外転</u>するため，遠位骨折端は<u>前内方</u>を向く．

(英語) abduction

○

○5　上腕骨外科頸骨折とは結節部下縁と結節間溝の大胸筋付着部上縁との間におこる骨折である．

⑤ 上腕骨外科頸とは，<u>肩関節包</u>付着部から<u>大胸筋</u>付着の領域をさす．すなわち，結節部下縁と結節間溝の間に相当する部位である．

○

5.2 上腕骨外科頸骨折

問 6 上腕骨外科頸外転型骨折では前内方凸の変形を呈する.

⑥ 近位骨片は軽度内転位,遠位骨片の近位端は主として大胸筋に牽引され前内方に転位するとともに,三角筋などの牽引も加わり短縮しようとする.このため骨折部では前内方凸の変形を呈する.

○

問 7 上腕骨外科頸骨折では,皮下出血斑は骨折部付近に限局する.

⑦ すべての外傷に共通することであるが,外傷によって出現した出血は重力に逆らえず,下方へ移動する.このため皮下出血斑は損傷部位よりも下方へ出現する.よって,上腕骨外科頸骨折では上腕内側部から前胸部に皮下出血斑は出現する.

×

問 8 上腕骨外科頸外転型骨折の外観で三角筋の膨隆消失が認められる.

⑧ 上腕骨外科頸外転型骨折の患部は肩関節前方脱臼に類似した外観を呈するが,脱臼時にみられる三角筋の膨隆消失は認められない.

×

問 9 上腕骨外科頸骨折の固定法にミッデルドルフ三角副子固定やハンギングキャスト法がある.

⑨ 本骨折の固定法には,外転副子を代表するミッデルドルフ三角副子が使用される.Eハンギングキャスト法は本来,上腕骨骨幹部骨折に対する固定法であるが,上腕骨外科頸骨折にも用いられることがある.

(英語) hanging cast

○

5.2 上腕骨外科頸骨折

○10 上腕骨外科頸骨折の固定肢位は，一般的に外転型骨折では肩関節外転位，内転型骨折では肩関節内転位で固定する．

⑩ 上腕骨外科頸骨折の固定肢位は，外転型骨折では<u>肩関節内転位</u>，内転型骨折では肩関節外転位で固定するのが一般的である．

×

○11 上腕二頭筋長頭腱は上腕骨外科頸骨折の整復障害因子ではない．

⑪ 上腕骨外科頸骨折では，遠位骨片が大胸筋に牽引されて前内方に転位するため，上腕骨頭との間に<u>上腕二頭筋長頭腱</u>や前面の骨膜が挟み込まれる．すなわち，これらは介在物として整復障害となる．

×

○12 上腕骨外科頸骨折の合併症として腋窩神経損傷がある．

⑫ 上腕骨外科頸骨折の合併症として，<u>肩関節脱臼</u>，腋窩動脈損傷，腋窩神経損傷などが挙げられる．腋窩神経損傷では三角筋麻痺のため<u>肩関節外転</u>不能となる．

○

○13 上腕骨外科頸骨折では骨頭壊死をおこしやすい．

⑬ この部位は<u>血液供給</u>がよく，骨癒合がよいため骨頭壊死をおこしにくい．<u>保存療法</u>の対象となる．発生機序は介達外力によることが多い．肩関節外転・外旋制限をきたすことがあるが，肩関節の可動性が大きいため運動制限はいくぶん吸収される．

×

5.2 上腕骨外科頸骨折

○14 上腕骨外科頸骨折では三角筋麻痺を呈しやすい．

⑭ 上腕骨外科頸の後方（外側腋窩隙）には腕神経叢の分枝である後神経束からの腋窩神経が走行している．本骨折によって腋窩神経が損傷されると，その支配下の三角筋，小円筋に麻痺をきたす．

○

5.3 上腕骨大結節・小結節骨折，近位骨端線離開

○1 通常のＸ線肩関節前後撮影像では，大結節の小さな骨折の判別は困難である．

① 通常肩関節は内旋位に固定・保持されている．このため棘上・棘下筋腱付着部の小さな骨折は，骨片・骨折線ともに上腕骨頭陰影と重複し，通常のＸ線肩関節前後撮影像では判別することが困難となる．軽度外旋位（約15°）で撮影すると，骨折線あるいは骨片が明瞭に描出される．

○

○2 上腕骨大結節骨折の骨片が後上方に転位している場合，その骨片は大きいといえる．

② 上腕骨大結節骨折の転位方向は，①骨片が小さく棘上筋腱付着部に限局していれば上内方転位を，②骨片が大きいと上方に牽引する棘上筋と後方に牽引する棘上筋・小円筋の作用により後上方転位をとる．

○

5.3 上腕骨大結節・小結節骨折, 近位骨端線離開

○3 上腕骨小結節単独骨折では肩甲下筋機能不全を合併することがある.

③ 上腕骨小結節骨折は, 他の上腕骨近位端骨折にしばしば合併したり, 肩関節<u>後方脱臼</u>に合併するが, 単独骨折はまれである. 小結節骨折の合併症としては, 上腕二頭筋腱脱臼, <u>肩甲下筋</u>機能不全(肩甲下筋は上腕骨小結節に停止するため), 烏口突起下^Eインピンジメントなどが報告されている.

英語 impingement

○

○4 上腕骨骨端線離開は分娩時に発生することがある.

④ 上腕骨骨端線離開は<u>成長期</u>に発生する損傷であり, 通常転倒などにより手をついたりして発生する. また, <u>分娩時</u>に胎児が産道を通過するときに上肢が過伸展され発生することもある(分娩骨折).

○

6. 上腕骨中央

○1 上腕骨骨幹部骨折では尺骨神経損傷を合併することが多い.

① 上腕骨骨幹部では, [E1]<u>橈骨神経溝</u>を橈骨神経が走行しているため, ①受傷時(<u>一次性</u>), ②搬送時や整復時(二次性), ③治癒過程における仮骨による圧迫・埋没(二次性)などで, 橈骨神経麻痺をおこすことが多く [2]<u>下垂手</u>を呈す.

英語 ① radial nerve groove / ② drop hand

×

第5章 骨 折

上腕骨中央

問 題	解説と解答

○2 上腕骨骨幹部骨折は青壮年に好発し，比較的発生頻度の高い骨折といえる．

② 上腕骨骨幹部骨折は<u>青壮年</u>に多い骨折であるが，全骨折の約5％であり，比較的発生頻度の低い骨折である．

×

○3 上腕骨骨幹部骨折が投球や腕相撲などで発生した場合，骨折線は横骨折を呈する．

③ 上腕骨骨折が投球や腕相撲で発生した場合，上腕には<u>捻転力</u>（回旋力）が働いているため，骨折線は<u>ラセン状</u>あるいは斜骨折を呈する．オートバイ事故などによる直達外力では横骨折や粉砕骨折などを呈する．転倒などで手をつく介達外力では<u>斜骨折</u>を呈することが多い．

×

○4 上腕骨の三角筋付着部より近位の骨幹部骨折では，遠位骨片は外上方転位となる．

④ 三角筋付着部より近位に骨折線が存在するとき，近位骨片は<u>内転筋群</u>（大胸筋・大円筋・広背筋）の牽引により内転・内旋位（内方転位）を呈する．遠位骨片は三角筋などの牽引により<u>外上方転位</u>を呈する．

○

○5 上腕骨の三角筋付着部より遠位の骨幹部骨折では，上腕二頭筋，上腕三頭筋，烏口腕筋の牽引により遠位骨片が後上方転位を呈する．

⑤ 三角筋付着部より遠位に骨折線が存在するとき，近位骨片は<u>三角筋</u>の牽引によりやや前方・<u>外転位</u>に転位する．この転位は外上方転位または前外方転位とも表現されている．一方遠位骨片は，<u>上腕二頭筋</u>，上腕三頭筋，<u>烏口腕筋</u>の牽引により上方・後方転位（後上方転位）を呈する．

○

第5章 骨　折

6　上腕骨中央

問　題	解説と解答

● 6　ハンギングキャスト法は小児で適応となる．

⑥ ハンギングキャスト法の適応としては，①骨片がよい位置にあり，転位の傾向が少ないもの，②遠位骨片で屈曲骨折のみが著明なもの，③徒手整復で良好な整復位が得られたものなどが挙げられる．一方，不適応としては，①合併症のため臥床していなければならない場合，②小児などで治療に対して協力が得られない場合，③意識障害のある場合，などが挙げられる．

×

● 7　上腕骨骨幹部骨折に対する徒手整復直後の固定法として機能的装具も有用である．

⑦ 上腕骨骨幹部骨折における[E1]機能的装具（ファンクショナル・ブレース）の有用性は高い．しかし，[2)]急性期は適応とならず，通常腫脹や疼痛が消退する初期[3)]安静期（1〜2週間）を過ぎた時期から装着する．

英　語　① functional brace / ② acute phase / ③ stable phase

×

● 8　上腕骨骨幹部骨折は骨癒合が悪く，偽関節に陥りやすい．

⑧ 上腕骨骨幹部骨折では，①横骨折が多く，両骨折端部の接触面が小さい，②緻密骨（皮質骨）のため仮骨形成が不利，③整復位保持が困難，などの理由により偽関節が発生しやすい．

○

7. 上腕骨遠位

⋯7.1 上腕骨顆上骨折

Q1 上腕骨顆上骨折は小児の肘周辺骨折の中で2番目に多い．

① 小児の上腕骨顆上骨折は肘周辺骨折の中で最も発生頻度が高く，次いで<u>上腕骨外顆骨折</u>が高い．

×

Q2 上腕骨顆上骨折伸展型骨折は，手を肘伸展位でついた場合に発生する．

② 上腕骨顆上骨折は，①<u>伸展型骨折</u>と②屈曲型骨折に大別できる．伸展型骨折は肘伸展位で手をついて発生し，屈曲型骨折は肘屈曲位で肘をついて発生する．伸展型骨折が圧倒的に多い．見かけ上は前方に<u>凸の変形</u>を呈する．骨折線は前下方から<u>後上方</u>へ走る．

○

Q3 上腕骨顆上骨折（伸展型）の外観は，肘関節前方脱臼と類似している．

③ 上腕骨顆上骨折（伸展型）は，肘頭が<u>後方</u>に変位するため，<u>肘関節後方脱臼</u>と類似する．

×

Q4 ヒューター線は上腕骨顆上骨折（伸展型）の場合に乱れる．

④ ᴱヒューター線と肘頭の位置関係は，<u>顆上骨折</u>時，両顆の上方に骨折線がくるため，ヒューター線の位置関係は当然乱れない．<u>肘関節脱臼</u>時は<u>肘頭</u>が高位を呈するためこの関係は乱れる．

×

英語 Hüter line

参照事項 ヒューター線 ☞ 120頁参照

第5章 骨　折

7.1　上腕骨顆上骨折

○5　バウマン角の減少は肘の外反を意味する．

⑤ ^{E1)}バウマン角とは上腕骨長軸に垂直な線と外顆部の成長軟骨の線とのなす角をいい，約10°～20°が正常といわれている．この角度の減少は肘の²⁾内反を意味するため，X線上で転位の程度を評価するのに用いられる．

英語　① Baumann angle / ② varus

×

○6　上腕骨顆上骨折の固定肢位は肘関節90°屈曲位，前腕回外位がよい．

⑥ 上腕骨顆上骨折の固定肢位について，肘関節屈曲角度は鋭角にすればするほど骨片は安定するのだが，屈曲位が強ければ血管の圧迫を強めることになるため，通常90°～100°の間を用いる．前腕の肢位については回外位よりも回内位の方が骨片の安定をもたらす．

×

○7　上腕骨顆上骨折（伸展型）で最も障害される神経は尺骨神経である．

⑦ 上腕骨顆上骨折（伸展型）の代表的な合併症として^{E1)}内反肘，神経麻痺，²⁾フォルクマン拘縮が挙げられる．特に神経麻痺は，橈骨神経・正中神経麻痺が多く（4～5％），尺骨神経は少ない．よって，母指の伸展障害をきたしやすいといえる．

英語　① cubitus varus / ② Volkmann's contracture

×

7.1 上腕骨顆上骨折

○8 上腕骨顆上骨折の後療法に他動的矯正訓練は必須である．

⑧ いずれの骨折でも，関節拘縮改善に<u>他動的矯正訓練</u>を行うのは禁忌である．特に，高度な腫脹や局所熱感，および運動痛を伴う場合は^E<u>骨化性筋炎</u>が始まっていることを理解しなければならない．

(英語) myositis ossificans

×

○9 上腕骨顆上伸展型骨折の代表的な後遺症に内反肘がある．

⑨ 上腕骨顆上伸展型骨折の代表的後遺症に<u>内反肘</u>が挙げられる．骨折の整復不良に依存し，初期治療における確実な整復位の獲得が予後を決定する．変形の自然矯正はほとんど期待できない．

○

○10 上腕骨顆上骨折では前骨間神経麻痺もみられる．

⑩ <u>前骨間神経</u>は<u>正中神経の分枝</u>であり，遠位骨片が，後橈屈に転位するさいに損傷することが多い．

○

7.2 上腕骨外顆骨折

○1 上腕骨外顆骨折の原因は橈骨頭からの圧迫による場合のみである．

① 発生機序から，肘関節<u>伸展位</u>で手をついた場合，<u>橈骨頭</u>からの圧迫により発生する push-off 型と，肘関節に<u>内転力</u>が強制され牽引力により生じる pull-off 型がある．

×

7.2 上腕骨外顆骨折

問2 上腕骨外顆骨折の完全骨折ではソルター・ハリス分類のⅣ型を呈する．

② 上腕骨外顆骨折は幼少期に多く発生し，小児の肘関節周辺骨折の中で<u>顆上骨折</u>に次いで多い．骨折線は骨端軟骨板を斜走し，完全骨折ではソルター・ハリス分類の<u>Ⅱ，Ⅳ型</u>を呈する．

○

問3 上腕骨外顆骨折の前腕の固定肢位は回内位が良い．

③ 上腕骨外顆骨折における前腕の固定肢位は，伸筋群や外側側副靭帯の緊張を和らげるために<u>回外位</u>が良い．

×

問4 上腕骨外顆骨折の後遺症として，フローマンサインが陽性に出ることがある．

④ 上腕骨外顆骨折は初期治療を誤ると偽関節を生じやすく，肘関節外側部の成長が障害され外反変形（E1)<u>外反肘</u>）をきたす．この場合，内側の過伸展により 2) <u>遅発性尺骨神経麻痺</u>を生ずることがある．3) <u>フローマンサイン</u>（徴候）は尺骨神経障害を調べるテストである．

(英語) ① cubitus valgus／② tardy ulnar nerve palsy／③ Froment's sign

○

7.3 上腕骨内側上顆骨折ほか

問1 上腕骨内側上顆骨折は内転（内反）強制が働き発生することが多い．

① 上腕骨内側上顆骨折は<u>介達外力</u>で発生することが多く，直達外力で発生することはまれである．この介達外力は肘関節部への外転（外反）で，これが前腕屈筋や E <u>内側側副靭帯</u>を牽引して上腕骨内側上顆骨折を発生する．

(英語) medial collateral ligament：MCL

×

7.3 上腕骨内側上顆骨折ほか

2 腕相撲で上腕骨内側上顆骨折がおこることもある．

② 腕相撲では，<u>前腕屈筋群</u>，回内筋群，内側側副靭帯の急激な牽引作用により，<u>上腕骨内側上顆骨折</u>を生じることがある．

◯

3 上腕骨内側上顆にストレス骨折はおこらない．

③ 少年野球などでは，投球の際に生じる前腕屈筋群，回内筋群，内側側副靭帯の伸張による内側ストレスから，屈筋群の付着部である<u>内側上顆</u>に骨端の離開がみられることがある．^E<u>野球肘</u>と呼ばれる．

(英語) little leaguer's elbow

×

4 上腕骨内側上顆骨折の後遺症に外反肘がある．

④ 上腕骨内側上顆骨折では，尺骨神経麻痺と<u>外反肘</u>を呈することがある．

◯

5 上腕骨小頭骨折は骨端線閉鎖以前ではきわめてまれな骨折である．

⑤ 上腕骨小頭骨折は肘関節部骨折の中ではまれで，とくに<u>骨端線</u>閉鎖以前ではきわめてまれである．①肘関節伸展位あるいは軽度屈曲位で手掌をつき，橈骨頭を介した剪断力による場合と，②肘をついて転倒時に上腕骨小頭に加わる直達外力による場合が考えられる．

◯

8. 前腕骨近位

8.1 橈骨頭・頸部骨折

問1 橈骨頭骨折は小児に，橈骨頸部骨折は成人に多くみられる．

① 橈骨頭の大きさと軟骨の量の相違から成人と小児では骨折の病態が異なる．橈骨頭骨折は関節面に骨折を有する<u>関節包内骨折</u>で，成人に多い．完全整復位での骨癒合が得られなければ肘関節機能障害を招来する．橈骨頸部骨折は成人ではまれで，<u>小児</u>に多い．骨端線部付近の骨折で，わずかな転位では<u>リモデリング</u>が期待できる．

×

問2 橈骨頭あるいは頸部骨折は直達外力で発生することが多い．

② 橈骨頭・頸部骨折は直達外力で発生することはまれで，<u>介達外力</u>で発生することが大部分である．この介達外力は手をつくことにより橈骨頭と<u>上腕骨小頭</u>が衝突することによって発生する．

×

問3 橈骨近位端骨折では前腕回旋障害を呈する．

③ 橈骨近位端骨折の症状として，①前腕<u>回旋障害</u>，②肘関節屈伸障害が挙げられる．また注意深く観察すると，腕橈関節部に^E<u>関節血腫</u>を確認することができる．

英語 hemarthrosis

○

8.1 橈骨頭・頸部骨折

4 橈骨頭骨折の固定肢位は肘関節90°屈曲位，前腕回外位とする．

④ 橈骨頭骨折の固定肢位は関節包の前方を弛緩する目的で肘関節90°屈曲位とし，さらに腕橈関節の安定性獲得のために前腕回外位とする．

○

5 橈骨頸部骨折の合併症として上腕骨小頭骨折がある．

⑤ 橈骨頸部骨折の合併症には，上腕骨小頭骨折や内側上顆骨折，肘頭骨折，内側側副靱帯損傷などが考えられる．

○

8.2 肘頭骨折

1 小児の肘頭骨折は比較的少ないといえる．

① 小児における肘頭骨折は比較的少なく，肘関節部骨折の5〜6％を占めるに過ぎない．直達外力が多いが，介達外力の場合はモンテギア骨折を考慮する必要がある．

○

2 肘頭骨折の骨折型に関節外型がある．

② 肘頭骨折の骨折型は，①ᴱ裂離骨折，②完全骨折，③関節外型，④粉砕型に分けることができる．

(英語) avulsion fracture

○

8.2 肘頭骨折

○3 成人の肘頭骨折は介達外力の方が多い．

③ 肘頭骨折は直達外力，介達外力どちらでも発生するが，肘頭部を直接強打する<u>直達外力</u>によることが圧倒的に多い．介達外力によるものは<u>上腕三頭筋</u>の牽引力による裂離骨折または肘頭と<u>肘頭窩</u>の衝突による骨折が考えられる．

×

○4 肘頭骨折において，肘関節屈曲位で重力に抗して伸展できたならば保存的に治療できる．

④ 肘頭骨折では肘の伸展機構（上腕三頭筋腱膜や骨膜など）の損傷の有無が治療法を選択するうえで重要である．肘屈曲位から重力に抗して<u>伸展</u>できれば伸展機構の断裂はなく，安定型の骨折と考え<u>保存的</u>に治療できる．

○

○5 肘頭骨折では肘の屈伸が制限される．

⑤ 肘頭骨折の症状の1つに運動障害が挙げられる．この場合，肘関節の<u>自動屈曲</u>は可能であるが，<u>自動伸展</u>は制限される．

×

○6 肘頭骨折における神経損傷としては正中神経麻痺が発生しやすい．

⑥ 尺骨神経は肘の後方で^E<u>尺骨神経溝</u>を通過するため，肘頭骨折によって尺骨神経損傷を合併しやすい．

英語 ulnar nerve groove

×

9. 前腕骨中央

9.1 橈骨単独骨折

○1 橈骨骨幹部単独骨折は直達外力により発生する場合が多い．

① 橈骨骨幹部単独骨折は，肘関節伸展位で手をついて転倒するなどの<u>介達外力</u>によって発生する場合が多い．しかし，遠位部では保護する軟部組織が薄いので直達外力による発生も少なくはない．

×

○2 橈骨単独骨折が円回内筋付着部より遠位でおきた場合，近位骨片は回外位となる．

② 円回内筋付着部より近位側の骨折では，近位骨片は<u>上腕二頭筋</u>と回外筋の作用で<u>回外</u>・屈曲位をとる．一方，遠位での骨折では，上腕二頭筋と回外筋，円回内筋が拮抗し，近位骨片は<u>中間位</u>をとる．他方，橈骨の遠位骨片は<u>方形回内筋</u>の作用により常に回内位をとる．

×

○3 橈骨単独骨折において，円回内筋付着部より遠位での骨折の場合，前腕の固定肢位は回内位とする．

③ 円回内筋付着部より近位での骨折の場合，前腕の固定肢位は<u>回外位</u>，円回内筋付着部より遠位での骨折の場合，前腕の固定肢位は<u>中間位</u>とする．この肢位は近位骨片の転位と同じである．

×

9.2 ガレアッジ骨折

1 橈骨骨幹部骨折にガレアッジ骨折が含まれる．

① 橈骨骨幹部の遠位1/3の骨折に<u>遠位橈尺関節</u>の脱臼を伴ったものを[E]ガレアッジ骨折という．

○

(英語) Galeazzi fracture

2 ガレアッジ骨折は小児に好発する．

② ガレアッジ骨折はまれであり，小児よりも<u>成人</u>に発生しやすい．

×

3 ガレアッジ骨折の際，遠位骨片は背側に屈曲転位する．

③ ガレアッジ骨折では，<u>尺骨頭</u>は背側あるいは掌側に脱臼し，その脱臼方向により<u>橈骨遠位骨片</u>の転位は異なる．背側脱臼の場合，橈骨遠位骨片は[E1)]<u>掌側</u>に屈曲転位する．一方，掌側脱臼の場合，橈骨遠位骨片は[2)]背側に屈曲転位する．

×

(英語) ① palmar / ② dorsal

4 小児では橈骨骨幹部遠位1/3の骨折に尺骨頭脱臼ではなく尺骨遠位骨端線離開を合併するものもある．

④ 橈骨骨幹部骨折の骨幹部遠位1/3の骨折に遠位橈尺関節の脱臼を伴ったものを<u>ガレアッジ骨折</u>という．小児では尺骨頭脱臼の代わりに<u>尺骨遠位骨端線離開</u>を合併するものがあり，<u>ガレアッジ類似骨折</u>と呼ぶ．

○

5 ガレアッジ骨折では橈骨神経損傷が合併することがある．

⑤ ガレアッジ骨折では<u>尺骨神経</u>の損傷を合併することがある．

×

9.3 尺骨単独骨折

1 尺骨骨幹部単独骨折は直達外力により発生することが多い．

① 尺骨骨幹部単独骨折は，直達外力が加わって発生することが多い．夜警棒で殴られるのを前腕で防御するような動作でみられ，^E夜警棒骨折とも呼ばれる．介達外力による発生は少ない．

（英語）night stick fracture

○

2 尺骨単独骨折では著明な短縮転位を呈する．

② 尺骨単独骨折では著明な転位を呈することは少ない．その理由は，①橈骨が著明な転位や短縮を阻止するのと，②尺骨に対する筋の作用が少ないためと考えられている．

×

3 尺骨骨幹部の近位1/3部の骨折は徒手整復が困難な場合がある．

③ 尺骨骨幹部の近位1/3部の骨折では，肘筋の作用で近位骨片が橈側へ回旋転位するため，徒手整復が困難な場合がある．一方，中1/3あるいは遠位1/3部の骨折は転位が比較的少ない．

○

9.4 モンテギア骨折

1 尺骨骨幹部近位1/3部の骨折と腕橈関節ならびに近位橈尺関節の脱臼を伴ったものをモンテギア骨折という．

① ^Eモンテギア骨折とは，尺骨骨幹部近位1/3部の骨折と橈骨頭の脱臼（腕橈関節脱臼と近位橈尺関節脱臼）を合併する損傷のことである．モンテギア（1814）が報告して以来，この呼称が用いられている．

（英語）Monteggia fracture

○

9.4 モンテギア骨折

2 モンテギア骨折は伸展型と屈曲型に大別される．

② モンテギア骨折には，尺骨の<u>前方</u>・外方凸の変形に橈骨頭の<u>前方</u>への脱臼を伴った伸展型と，尺骨の<u>後方凸</u>の変形と橈骨頭の<u>後方</u>への脱臼を伴った屈曲型がある．大部分は伸展型である．

○

3 モンテギア骨折の屈曲型は小児に多い．

③ モンテギア骨折は，小児から成人まで幅広く発生する外傷である．<u>伸展型損傷</u>が多く，小児での屈曲型損傷はまれである．

×

4 モンテギア骨折を整復するには，脱臼を整復し，ついで骨折を整復する．

④ 脱臼を合併した骨折では<u>脱臼</u>を整復し，ついで骨折を整復するのが一般的である．しかし，モンテギア骨折の場合，<u>骨折</u>を整復し，ついで脱臼を整復する．

×

5 モンテギア伸展型骨折は肘関節伸展位で固定する．

⑤ 整復は，中枢骨片に末梢骨片を接合する原則から，<u>肘関節屈曲位</u>，前腕回外位で牽引しながら尺骨を前腕の掌側から背側に圧迫して行う．その後，橈骨頭を整復して，肘関節屈曲位で固定する．

×

| 問　題 | 解説と解答 |

9.4 モンテギア骨折

6 モンテギア骨折の固定における前腕の肢位は伸展型，屈曲型ともに回外位である．

⑥ モンテギア骨折徒手整復後の前腕の固定肢位は，骨折の型を問わず，<u>橈骨頭</u>の安定化と ᴱ<u>骨間膜</u>を緊張させることを目的に回外位とする．

(英　語) interosseous membrane

○

7 モンテギア骨折は橈骨神経麻痺が発生しやすい．

⑦ モンテギア骨折では橈骨頭の<u>前方脱臼</u>を合併することから，橈骨神経麻痺が発生しやすい．そのほかの合併症として，橈骨頭の脱臼の見落としや再脱臼，尺骨の偽関節などがある．

○

9.5　橈・尺両骨骨幹部骨折

1 介達外力による橈・尺両骨骨幹部骨折の場合，一般的に橈骨のほうが中枢側で骨折する．

① 介達外力による橈・尺両骨骨幹部骨折では，回旋力を伴っているため骨折部の<u>高さ</u>が異なる．<u>尺骨</u>がまず骨折し，その外力（回旋力）がさらに橈骨に波及する．一般的に橈骨のほうが<u>中枢側</u>で骨折する．直達外力では橈骨・尺骨の骨折部位は<u>同高位</u>である．

○

2 円回内筋付着部より遠位の橈・尺両骨骨幹部骨折では，近位骨片は回外位となる．

② 橈・尺両骨骨幹部骨折では，その骨折線が<u>円回内筋</u>付着部より近位か遠位かによって転位が異なる．近位にある場合，近位骨片は<u>回外</u>する（回外筋・上腕二頭筋の作用）．遠位にある場合，近位骨片は<u>中間位</u>となる（回外筋群と円回内筋の拮抗作用）．遠位骨片はともに<u>回内位</u>となる（方形回内筋の作用）．

×

9.5 橈・尺両骨骨幹部骨折

3 橈・尺両骨骨幹部骨折の後遺症である橋状仮骨とは，橈骨と尺骨の仮骨が結合したものをいう．

③ E1)橋状仮骨とは，橈骨と尺骨おのおのの仮骨が結合したものをいう（特に骨折部が同高位のもの）．これにより尺骨を軸とした橈骨の回旋運動はおこらず，<u>前腕回旋障害</u>となる．一方，<u>膜性骨化</u>には，骨形成機序において，骨膜からの仮骨が成長しやがて骨折端の外側で連結する 2)架橋仮骨と 3)骨髄仮骨，4)結合仮骨が挙げられる．橋状仮骨と架橋仮骨とを間違えないようにする．

（英語）① cross union/ ② bridging callus/ ③ sealing callus/ ④ uniting callus ○

10. 前腕骨遠位

10.1 コーレス骨折

1 コーレス骨折とは橈骨遠位端屈曲型骨折と同意である．

① Eコーレス骨折とは橈骨遠位端<u>伸展型骨折</u>と同意であり，橈骨遠位端屈曲型骨折は<u>スミス骨折</u>と同意である．

（英語）Colles fracture ×

2 コーレス骨折は直達外力によって発生することが多い．

② コーレス骨折の大部分は手をつくなどの<u>介達外力</u>によって発生する． ×

3 コーレス骨折の骨折線は掌側から背側上方（近位）へ走行する．

③ コーレス骨折の骨折線は，手関節から<u>1〜3 cm</u>近位の掌側より始まり，背側上方へ斜めに走行する． ○

10.1 コーレス骨折

○4 コーレス骨折における遠位骨片の転位方向は橈側・背側・回外である．

④ コーレス骨折の遠位骨片の転位は橈側・背側・回外である．外観は正面から見て手関節の銃剣状変形（横幅の増大），側面より見てフォーク背状変形）（上下幅の増大）を呈する． ○

○5 コーレス骨折の整復法に牽引直圧整復法や屈曲整復法などがある．

⑤ コーレス骨折の代表的な整復法に牽引直圧整復法や屈曲整復法などがある．また，整復後の固定肢位は前腕回内位，手関節軽度掌屈位，手関節軽度尺屈位のE1)コットンローダー肢位が行われたが，2)手根管を圧迫するなどの理由から再検討されている． ○

英語 ① Cotton-Loder position / ② carpal tunnel

○6 橈骨遠位端部伸展型骨折では長母指屈筋腱断裂を合併することがある．

⑥ 橈骨遠位端部伸展型骨折はコーレス骨折である．コーレス骨折の合併症は，①尺骨茎状突起骨折，②手根骨骨折（舟状骨骨折），③遠位橈尺関節脱臼，④長母指伸筋腱断裂，⑤変形治癒，⑥関節拘縮，⑦神経障害（正中神経，尺骨神経，橈骨神経），⑧ズデック骨萎縮，⑨手根管症候群など，多岐にわたる． ×

○7 コーレス骨折の後遺症として尺骨突き上げ症候群がある．

⑦ 十分な整復が行われないと，橈骨の短縮，橈側変位，背側変位を残す．特に橈骨の短縮では尺骨突き上げ症候群としてのE1)クリック音や2)礫音とともに，機能障害をおこすことがある． ○

英語 ① click / ② crepitation

10.2 スミス骨折

問1 スミス骨折は手関節背屈位での転倒でもおこる．

① ᴱスミス骨折は，①手関節掌屈位で手をついた際や，②手関節背屈位で後方に転倒（伸展位）した際におこる．②は，前腕回外位，手関節背屈位に固定された状態で，前腕に内旋力が作用したため，遠位骨片が掌側に転位をきたしたものである．

英語 Smith fracture

○

問2 橈骨遠位端部屈曲型骨折の骨折線は手関節の1～3 cm上の掌側から，やや斜めに背側上方へ走る．

② 橈骨遠位端部屈曲型骨折とはスミス骨折のことである．スミス骨折では，手関節より1～3 cm近位より骨折が発生し，背側より斜めに掌側近位へ骨折線は走行する．

×

問3 スミス骨折ではフォーク背状変形を呈する．

③ スミス骨折では，遠位骨片が掌側へ転位するため鋤（すき）状変形を呈する．フォーク背状変形はコーレス骨折のときに認めるが，これは遠位骨片が背側に転位するためである．

×

問4 スミス骨折の固定肢位は前腕回外位，手関節軽度伸展位である．

④ スミス骨折の受傷機転は手関節掌屈位で，手背をつくことによる．整復後の固定肢位は前腕回外位，手関節伸展（背屈）位，軽度尺屈位である．

○

···10.3 骨端線離開ほか

1 小児の橈骨遠位骨端線部の損傷形態はソルター・ハリスⅠ型が多い．

① 橈骨遠位骨端線離開の大多数はソルター・ハリス分類の<u>Ⅱ型</u>で，遠位骨片が<u>背側</u>へ転位するものが大部分である．

×

2 背側バートン骨折の遠位骨片は手根部とともに背側へ転位する．

② 背側[E]バートン骨折は関節面に骨折線が入る<u>関節包内骨折</u>で，遠位骨片とともに手根部は<u>背側</u>へ転位する．

(英語) Barton's fracture

○

3 掌側バートン骨折は関節包外骨折と考えられる．

③ バートン骨折は橈骨遠位部の<u>関節包内骨折</u>で，遠位骨片が手根骨とともに掌側に転位したものである．背側転位を背側バートンといい，いずれも関節包内骨折である．

×

4 掌側バートン骨折はコーレス骨折と外観が似る．

④ 掌側バートン骨折は橈骨の遠位骨片が手根骨とともに<u>掌側</u>に転位したものをいう．これは，<u>スミス骨折</u>と類似した外観を呈する．背側バートンがコーレス骨折に類似した外観を呈する．

×

5 ショーファー骨折は関節包内骨折である．

⑤ [E1)]ショーファー骨折とは，<u>橈骨茎状突起骨折</u>のことであり，関節包内骨折である．自動車運転手骨折と呼ぶこともある．手関節背屈位で手掌をつく際に舟状骨からの介達外力により生じる．掌側の[2)]<u>橈骨手根靱帯</u>を通じての張力による裂離骨折とする考えもある．

(英語) ① Chauffeur fracture/ ② radiocarpal ligament

○

10.3 骨端線離開ほか

● 6 橈骨遠位端骨折に内側楔状骨片があると徒手整復が困難である．

⑥ 橈骨（橈骨月状骨関節面）の内側に三角形の骨片が生じる関節包内骨折を内側楔状骨折という．一方，背内側の骨折を^{E}ディー・パンチ骨折といい，ともに徒手整復の困難な骨折といえる．

英語 Die-Punch fracture

11. 手・指

11.1 手根部骨折

1 舟状骨骨折

● 1 手の舟状骨骨折が難治である理由として，関節液による仮骨形成の妨げがある．

① 舟状骨骨折が難治である理由に，①舟状骨が近位手根列中最大の骨で，手関節運動とくに橈屈・尺屈に際して常に骨折部に剪断力が加わること，②近位骨片の血液供給が絶たれやすく，容易に壊死に陥ること，③中央部から近位部では関節内骨折のため増量した^{E}関節液が骨折部の仮骨形成を妨げること，などが挙げられる．

英語 synovial fluid

第5章 骨　折

問　題　　　　　　　　　解説と解答

11.1 手根部骨折

● 2　舟状骨骨折は手根骨の骨折中，最も発生頻度が高い．

② 舟状骨は近位手根列の橈側に位置し，橈骨・菱形骨・有頭骨などと関節を有する．形態的にも大きく可動性も大きいため[E1]圧迫力，[2)]剪断力などの外力を受けやすい．このために舟状骨は手根骨の中で，骨折の発生頻度が最も高い．次いで高いのは月状骨である．　〇

英語　① compression force／② shearing force

● 3　舟状骨骨折は直達外力で発生することが多い．

③ 舟状骨骨折は，手関節背屈位および橈屈位で手をついたときなどの介達外力で発生することが多い．　×

● 4　舟状骨腰部骨折は関節包外骨折である．

④ 手の舟状骨骨折は，①結節部，②遠位1/3部，③中央1/3部（腰部），④近位1/3部の各骨折に分類され，中央1/3部に好発する．結節部骨折は[E]関節包外骨折であり，中央1/3部より近位の骨折は関節包内骨折である．近位の骨折では偽関節を発生しやすい．　×

英語　extracapsular fracture

● 5　手の舟状骨骨折ではスナッフ・ボックス部に圧痛を認める．

⑤ 手の舟状骨骨折は[E1)]解剖学的かぎ煙草入れ（スナッフ・ボックス）に[2)]圧痛を認める．受傷初期には捻挫と間違えられるが，時間とともに手関節に症状がでる．①第1・2中手骨からの軸圧痛，②握手による疼痛が特徴的である．　〇

英語　① anatomical snuff box／② tenderness

参照事項　スナッフ・ボックス　☞ 120頁参照

第5章 骨　折

問　題　　　　　解説と解答

11.1　手根部骨折

● 6　舟状骨骨折では，手関節の掌屈，尺屈で疼痛が著明である．

⑥ 舟状骨骨折では，手関節の背屈および橈屈で特に疼痛が著明である．

×

● 7　手の舟状骨骨折ではベンネット骨折との鑑別を要する．

⑦ 舟状骨骨折の診断は容易ではなく，鑑別疾患としては，①橈骨手根関節の脱臼または捻挫，②遠位手根列間関節の脱臼，③橈骨遠位端部の脱臼骨折，④第1中手骨基底部の骨折（ベンネット骨折），⑤月状骨脱臼などが挙げられる．

◯

● 8　舟状骨骨折では母指のMP関節の手前（近位）まで固定する．

⑧ 舟状骨骨折の固定では，第2〜5指はMP関節の手前（近位）までとするが，母指だけはMP関節を越えてIP関節の手前まで固定する．また，舟状骨骨折は骨癒合が良くないため，固定期間は8〜12週間とする．

×

● 9　手根骨で遷延癒合をきたしやすいものに舟状骨骨折がある．

⑨ 舟状骨骨折は，初診時，骨折線の発見が困難なことから捻挫と誤ることが多い．疼痛が長く続く場合は，再度のX線により骨折の有無を確認する必要がある．特に，骨折線が舟状骨中央から近位の場合，遷延癒合や無腐性壊死に陥りやすい．

◯

11.1 手根部骨折

2 月状骨骨折

問題

○1 月状骨骨折は手根骨の骨折中，最も発生頻度が高い．

解説と解答

① 月状骨骨折の発生頻度は手根骨の骨折中，<u>舟状骨骨折</u>に次いで2番目に多い．

×

○2 月状骨骨折は介達外力によって発生することが大部分である．

② 月状骨骨折は過度の手関節の<u>背屈</u>あるいは掌屈強制によって，月状骨が橈骨と<u>有頭骨</u>の間に挟まれる介達外力で発生することが多い．

○

○3 月状骨骨折では第1，2中手骨からの軸圧痛を認める．

③ 月状骨骨折では<u>第3，4中手骨</u>からの軸圧痛を認める．

×

○4 月状骨骨折で壊死に陥ったものはキーンベック病との鑑別が必要となる．

④ 月状骨骨折の多くは月状骨周辺部に発生する小さな骨片を伴う裂離骨折であり，<u>保存療法</u>で機能障害を残すことなく治癒する．ただし，体部での骨折や壊死に陥ったものでは ^E<u>キーンベック病</u>との鑑別が必要となる．

○

(英語) Kienböck's disease

11.1 手根部骨折

3 三角骨・大菱形骨・有頭骨骨折

1 三角骨の小さな裂離骨折は外固定のみで良好な骨癒合が得られる.

① 三角骨骨折は手関節<u>過伸展位</u>で転倒したときや手背の直達外力によって発生する. 三角骨のみ単独で損傷されることもあるが, <u>舟状骨</u>や橈骨遠位端骨折を合併することもある. 高度な骨片の離開はなく, 適正に治療を行えば<u>無腐性壊死</u>をおこすこともない. 小さな裂離骨折の大多数は外固定のみで良好な骨癒合が得られる.

○

2 軽微な転位の大菱形骨骨折は非観血的治療の適応である.

② 大菱形骨骨折は軽度の転位でも正常な<u>母指</u>の機能が障害されるため, 観血的に<u>解剖学的整復</u>が必要となる.

×

3 有頭骨骨折は横骨折となることが多い.

③ 有頭骨骨折は直達外力や手を過度伸展(背屈)した状態で転倒したときの介達外力によって発生し, 多くは転位の少ない<u>横骨折</u>である.

○

第5章 骨　折

問　題　　　解説と解答

…11.2　中手骨骨折

1　中手骨頸部骨折

○1　中手骨頸部骨折は直達外力によって発生することが多い．

① 中手骨頸部骨折は手を軽く握って何かを強打するなどの介達外力によって発生することが大部分である．また，好発部位は第4, 5中手骨である．

×

○2　中手骨頸部骨折は虫様筋，骨間筋の作用によって掌側凸の変形を呈する．

② 中手骨頸部骨折の骨片転位は虫様筋，骨間筋の作用によって背側凸の変形を呈する．

×

○3　ボクサー骨折は関節包内骨折といえる．

③ [E1)]ボクサー骨折は中手骨頸部骨折のことであり，パンチを加えたときに中手骨頸部に発生する関節包外骨折である．遠位骨片は定型的な[2)]掌側転位をきたす．

英語　① boxer's fracture/ ② palmar displacement

×

○4　ボクサー骨折の外観ではナックルパートの消失をみる．

④ [E]ナックルパートとは第2～5基節骨および中手骨で形成される1つの面であるが，ボクサー骨折における背側凸変形ではナックルパートが消失する．

英語　knuckle part："げんこつ"の意

○

第5章 骨　折

| 問　題 | 解説と解答 |

11.2　中手骨骨折

○5　ボクサー骨折整復時に中手指節関節を屈曲するのは同部の側副靱帯を弛緩させるためである．

⑤ ボクサー骨折の整復にあたっては，<u>中手指節関節</u>の屈曲位を原則とし，固定においても同様とする．理由として，屈曲位では，①側副靱帯，関節包が<u>緊張</u>して十分な牽引力が整復時に伝わりやすくなる，②<u>骨間筋</u>，虫様筋を弛緩させることで中手骨の<u>掌側</u>への牽引力を減少できる，などが挙げられる．

×

2　中手骨骨幹部骨折

○1　中手骨骨幹部横骨折では背側凸の変形をきたす．

① 中手骨骨幹部骨折では，外力の働き方により横骨折が生じる場合と斜骨折および<u>ラセン状骨折</u>が生じる場合とがある．横骨折では一般に遠位骨片は<u>掌側</u>に屈曲し，骨折部は背側凸の変形をきたす．斜骨折およびラセン状骨折では回旋転位と短縮転位を生じる．

○

○2　中手骨骨幹部斜骨折は不安定なので観血的整復も考慮しなければならない．

② 中手骨骨幹部斜骨折は不安定で，整復しても容易に再転位しやすい．絆創膏による牽引なども応用されるが，[E]<u>観血的整復術</u>の適応となることもある．

英語　open reduction

○

第5章 骨　折

11.2 中手骨骨折

Q3 指のオーバーラッピング・フィンガーは中手骨骨折にのみ認める症状である．

③ 指を握らせたときに各指は[E1]舟状骨結節に向かうが，不十分な整復では指が隣接指と重なることがある．これを[2]オーバーラッピング・フィンガーという．オーバーラッピングを認めたら中手骨の回旋転位を疑う．しかし，他の手指骨の回旋転位でも認めうる．第2，5中手骨では深横中手靭帯が一側からしか停止していないため回旋転位となりやすいが，他の第3，4中手骨は両側から深横中手靭帯が停止している．

英語 ① scaphoid tubercle / ② overlapping finger　　×

Q4 中手骨骨幹部骨折における徒手整復の最後に末節骨を90°屈曲しオーバーラッピングの有無を確認する．

④ 中手骨骨幹部骨折では徒手整復終了後に基節骨を直角まで屈曲して，必ずオーバーラッピング・フィンガーの有無を確認する．

×

3 ベンネット・ローランド骨折

Q1 ベンネット骨折は関節包内骨折である．

① [E]ベンネット骨折とは第1中手骨基底部の掌側尺側面の脱臼骨折であるため，関節包内骨折に含まれる．このために正確な整復と固定を必要とする．

英語 Bennett fracture　　○

11.2 中手骨骨折

● 2 ベンネット骨折の遠位骨折は，外転屈曲変形を呈する．

② ベンネット骨折は，<u>第1中手骨基部の掌尺側</u>に小骨片を有する関節包内骨折をいい，遠位骨片は長母指外転筋によって短縮転位を，さらに<u>母指内転筋</u>によって内転屈曲変形する．

×

● 3 ローランド骨折は第1中手骨の掌尺側基部に小骨片を残して，遠位骨片は短縮・外転方向へ転位する骨折である．

③ ᴱローランド骨折は<u>ベンネット骨折</u>に加えて背側にも骨片を有する<u>第1中手骨掌尺側基部骨折</u>で，Y，V字型の背側骨片をみる<u>関節包内骨折</u>といえる．遠位骨折の転位はベンネット骨折に準じる．

(英語) Roland fracture

×

···11.3 手指骨骨折···

1 基節骨骨折

● 1 基節骨骨幹部骨折は掌側凸変形を呈する．

① 基節骨骨幹部骨折は，近位骨片が<u>骨間筋</u>等で掌側に転位，遠位骨片はᴱ<u>指背腱膜</u>により背屈して，結果的に<u>掌側凸</u>の変形を呈する．

(英語) dorsal aponeurosis

○

● 2 小児の基節骨基底部骨折では回旋転位を伴う．

② 基節骨基底部骨折は，小児では<u>骨端線離開</u>をみることが多い．この場合，背側転位とともに<u>回旋転位</u>を伴うのが普通であり，完全な整復が必要となる．

○

11.3 手指骨骨折

● 3 定型的な基節骨骨幹部骨折では徒手整復後 MP 関節30°屈曲位, PIP 関節70°屈曲位, DIP 関節20°屈曲位とする.

③ 定型的基節骨骨幹部骨折の固定肢位は,手関節30°背屈位, ᴱMP 関節30°屈曲位, PIP 関節70°屈曲位, DIP 関節20°屈曲位である. 徒手整復後はオーバーラッピング・フィンガーの有無も確認しなければならない.

英語 metacarpophalangeal joint：MP joint

○

2 中節骨骨折

● 1 中節骨頸部骨折は剪断力により発生する.

① 中節骨頸部骨折は小児に発生するまれな骨折で,中節骨の頸部に剪断力が働いて発生し,腱の停止部を持たない骨頭が背側に回転することもある.

○

● 2 浅指屈筋腱付着部より近位での中節骨骨幹部骨折では,掌側凸の変形を呈する.

② 中節骨骨幹部骨折では,骨折部が浅指屈筋腱付着部の近位かまたは遠位かによって逆の変形を呈する. 骨折部が近位にある場合,遠位骨片が浅指屈筋腱によって掌側に引かれ短縮し,近位骨片は伸筋腱によって背側に引かれるため背側凸変形を呈する. 一方,骨折部が遠位にある場合,近位骨片は浅指屈筋腱によって掌側に引っ張られるため,掌側凸変形を呈する.

×

11.3 手指骨骨折

3 中節骨骨幹部骨折の背側凸変形に対しては，PIP 関節・DIP 関節屈曲位で固定する．

③ 中節骨骨幹部骨折の固定肢位は，手関節軽度背屈位，MP 関節軽度屈曲位であるが，PIP・DIP は骨折部の位置により異なる．浅指屈筋腱付着部より近位の骨折（背側凸変形）では<u>伸展位固定</u>であり，浅指屈筋腱付着部より遠位の骨折（掌側凸変形）では<u>屈曲位固定</u>である．

×

3 末節骨骨折

1 末節骨骨折では小指の発生頻度が最も高い．

① 末節骨骨折の発生頻度では，<u>中指</u>が最も多く，次いで母指が多い．外力は介達外力よりも直達外力によって発生することが多い．

×

2 深指屈筋腱付着部より近位部の末節骨骨折の遠位骨片は背側に転位する．

② 深指屈筋腱付着部より近位部の末節骨骨折の近位骨片は<u>背側転位</u>またはそのまま現位置にとどまる．一方，遠位骨片は深指屈筋腱の作用により<u>掌側</u>に転位する．深指屈筋腱付着部より遠位部の骨折では，筋力に左右されず爪に保護されていて，転位が<u>ほとんどない</u>ことが多い．

×

11.3 手指骨骨折

4 マレットフィンガー

Q1 マレットフィンガーの分類で、Ⅰ型は終止腱付着部での裂離骨折である．

① ᴱマレットフィンガーはⅠ型：<u>終止腱</u>の断裂，Ⅱ型：終止腱付着部での<u>裂離骨折</u>，Ⅲ型：末節骨の<u>背側関節面</u>を含む骨折，骨片が関節面の1/3以上を占めると脱臼を呈するようになる，に分類される．

英語) mallet finger

×

Q2 マレットフィンガーのⅢ型はDIP関節の過屈曲強制にて損傷をおこす．

② マレットフィンガーのⅠ，Ⅱ型はᴱDIP関節に<u>過屈曲強制</u>が働き損傷をおこす．Ⅲ型はDIP関節<u>過伸展位</u>で長軸からの衝撃を受け損傷をおこす．Ⅰ・Ⅱ型とⅢ型では発生外力が異なる．

英語) distal interphalangeal joint：DIP joint

×

Q3 マレットフィンガーのⅢ型で骨片が関節面の1/3以上のものでは脱臼骨折となる．

③ 骨片が関節面の1/3以上を占めるⅢ型では，<u>脱臼骨折</u>の型となり，DIP関節を<u>過伸展位</u>にすると，骨片が関節面から背側に押し出され転位が増大するため，DIPは<u>軽度屈曲位</u>とするが，整復位保持が困難であり，観血的療法の適応となることが多い．

○

Q4 マレットフィンガーでは末節骨の自動伸展が不能となる．

④ マレットフィンガーでは<u>指伸筋</u>腱付着部における伸展機構の断絶のため，末節骨の自動伸展が不能となる．

○

11.3 手指骨骨折

○5 マレットフィンガーのⅢ型の一般的な固定肢位は DIP 関節過伸展位である.

⑤ マレットフィンガーⅠ・Ⅱ型の固定肢位は ^EPIP 関節屈曲位, DIP 関節過伸展位である. 一方, Ⅲ型の固定肢位はⅠ・Ⅱ型と同じように DIP 過伸展位とすると骨片転位してしまうので, DIP は中間位から軽度屈曲位で固定を行う.

×

(英語) proximal interphalangeal joint : PIP joint

12. 骨　盤

○1 骨盤骨環骨折とは, 骨盤環の連続性が離断されているものである.

① 骨盤骨骨折は, 骨盤骨単独骨折と骨盤骨環骨折とに大別される. 骨盤骨単独骨折は骨盤環の連続性が保たれているもので, 骨盤骨環骨折は骨盤環の連続性が離断されているものである.

○

○2 骨盤骨単独骨折は, きわめてまれである.

② 交通事故, 転落などの労働災害のため, 発生頻度は増大している.

×

12.1 デュベルネ骨折

○1 腸骨翼の単独骨折はデュベルネ骨折と呼ばれる.

① ^Eデュベルネ骨折は腸骨翼の単独骨折であり, 骨盤の輪の連続性は失われない.

○

(英語) Duverney's fracture

第5章 骨　折

12.1 デュベルネ骨折

2 腸骨翼単独骨折は筋の牽引力によって骨折をおこす．

② 腸骨翼単独骨折は<u>直達外力</u>によって発生し，<u>内・外腹斜筋</u>，腰方形筋の作用により骨片は上外方へ転位する．

×

3 デュベルネ骨折（腸骨翼単独骨折）では，転子果長は左右同じである．

③ デュベルネ骨折は，骨片が内・外腹斜筋，<u>腰方形筋</u>によって上外方に転位する．よって，転子果長は変化しないが，上前腸骨棘の位置は変化するから<u>棘果長</u>は患側が長くなる．

○

12.2 恥骨・坐骨・仙骨・尾骨骨折ほか

1 骨盤骨骨折で一番多いのは坐骨枝骨折である．

① 骨盤骨骨折で一番多いのは<u>恥骨枝骨折</u>である．恥骨枝骨折への直達外力による損傷では，膀胱や<u>尿道損傷</u>などの合併損傷がみられる．最近では<u>骨粗鬆症</u>を基盤とした脆弱性骨折がみられる部位でもある．

×

2 恥骨単独骨折は介達外力によって発生することが多い．

② 恥骨単独骨折は自転車のサドルなどで強打する<u>直達外力</u>によって発生することが多い．また，恥骨骨折では尿道や膀胱などの<u>泌尿器損傷</u>を合併しやすいので注意する．

×

12.2 恥骨・坐骨・仙骨・尾骨骨折ほか

○3 坐骨単独骨折では骨片は上方へ転位する．

③ 坐骨単独骨折では骨片に^Eハムストリングス（半腱様筋，半膜様筋，大腿二頭筋）が停止するため下方へ転位する．

英語 hamstrings

×

○4 仙骨単独骨折では骨折線は横骨折となることが多い．

④ 仙骨単独骨折は直達外力で発生する．骨折部は仙腸関節部より遠位に発生し，横骨折を呈する．

○

○5 尾骨骨折の遠位骨片は後方へ屈曲することが大部分である．

⑤ 尾骨骨折はしりもちなどの直達外力で発生し，遠位骨片は前方へ屈曲する．そのため転位が強ければ直腸損傷を合併する可能性がある．

×

○6 腸骨稜の裂離骨折は中殿筋の作用で発生する．

⑥ 腸骨稜の裂離骨折の多くは外腹斜筋の作用で発生する．外力としては野球の空振りなど，体を捻るような動作が考えられる．

×

○7 上前腸骨棘の裂離骨折は大腿直筋が関係する．

⑦ 上前腸骨棘には，縫工筋，大腿筋膜張筋が起始しており，これらの筋の牽引によって裂離が生じる．大腿直筋は下前腸骨棘から起始する．

×

| 問題 | 解説と解答 |

12.2 恥骨・坐骨・仙骨・尾骨骨折ほか

8 サッカーのキックによって下前腸骨棘裂離骨折が発生することがある．

⑧ 下前腸骨棘裂離骨折は<u>大腿直筋</u>の急激な収縮や過伸張により発生することがあり，サッカーにおけるキックなどでの受傷が代表的である．

○

9 新体操やチアリーディングなどで，両下肢を急激に外転した際に発症するのは坐骨結節裂離骨折である．

⑨ 坐骨結節裂離骨折は，両下肢の急激な外転動作のため，<u>坐骨結節</u>に付着する大内転筋の強い牽引力によって発生したり，ハードル競技で体幹前傾姿勢より急激に膝関節を伸展した際にハムストリングス（<u>半腱様筋</u>，<u>半膜様筋</u>，<u>大腿二頭筋</u>）の牽引力によって発生することがある．

○

12.3 骨盤骨環骨折

1 マルゲイヌ骨折は骨盤骨単独骨折である．

① ᴱマルゲイヌ骨折は骨盤骨の輪が<u>垂直方向</u>に2カ所で離断する骨盤骨環骨折であり，骨盤の安定性が失われるため重篤な骨折である．

英語 Malgaigne fracture

×

2 マルゲイヌ骨折の棘果長は左右同じである．

② マルゲイヌ骨折は，<u>骨盤垂直重複骨折</u>といわれ，恥骨枝・坐骨枝骨折に腸骨後部や仙骨が垂直に骨折し，結果として前方骨盤環骨折と<u>後方骨盤環骨折</u>を合併したものをいう．骨折は，<u>下肢</u>とともに上方に転位するため，<u>転子果長</u>も棘果長も変化しない．

○

12.3 骨盤骨環骨折

○3 骨盤骨環骨折では強いショック症状を呈することがある．

③ 骨盤の輪が離断するような骨盤環骨折では受傷外力が非常に強く<u>出血量</u>も多いため，内臓損傷などが合併していなくても強い<u>ショック症状</u>を呈することがある．その他の合併症として，尿道・膀胱損傷（特に恥骨骨折），<u>腸管損傷</u>（直腸損傷が多い），神経損傷（腰仙骨神経叢損傷）などがある．

○

13. 大腿骨近位

13.1 大腿骨骨頭・大腿骨頸部骨折

○1 大腿骨骨頭骨折は早期からの荷重を目指す．

① 大腿骨骨頭骨折では比較的早期から自動運動を開始するが，^E<u>骨頭</u>の変形を助長させないように，早期荷重を慎む．

(英語) femoral head

×

○2 大腿骨の頸体角は，高齢者では大人より増大する．

② ^{E1)}頸体角は，大腿骨頸部と骨幹部それぞれの長軸のなす角度をいい，小児ではその角度は<u>大きく</u>（140°），成長に従って減少する．成人ではおよそ<u>125°～130°</u>である．正常値よりも著しく大きいものを²⁾<u>外反股</u>，著しく小さいものを³⁾内反股という．大腿骨頸部外側骨折では多くの場合，頸体角は<u>減少</u>し，内反股の症状を呈する．

(英語) ① neck shaft angle/ ② coxa valga/ ③ coxa vara

×

13.1 大腿骨骨頭・大腿骨頸部骨折

○3 大腿骨頸部骨折は小児に多い骨折である．

③ 大腿骨頸部骨折は<u>高齢者</u>に多い．大腿骨頸部は<u>海綿骨</u>の豊富な部分であるため，骨粗鬆症の影響を強く受けるからである．

×

○4 大腿骨頸部内側骨折はさらに転子間骨折と転子貫通骨折に分けられる．

④ 大腿骨頸部骨折は内側骨折と外側骨折に大別され，さらに内側骨折は<u>骨頭下骨折</u>と中間部骨折に，外側骨折は<u>転子間骨折</u>と転子貫通骨折に分類される．骨折型による分類では内転型骨折（<u>内反股</u>を呈する）と外転型骨折（外反股を呈する）に分類されることもある．

×

○5 大腿骨頸部骨折に用いられるパウエルの分類の第Ⅰ度は嚙合骨折である．

⑤ ᴱパウエルの分類では，骨折線と水平線のなす角度が第Ⅰ度は<u>30°</u>以下で，<u>嚙合骨折</u>のタイプが多く，骨性癒合に有利といえる．第Ⅱ度は<u>30°〜70°</u>で，骨折部に剪断力が働き骨癒合には不利である．第Ⅲ度は70°以上で第Ⅱ度よりさらに<u>剪断力</u>が働く．

（英語）Pauwels classification

○

13.1 大腿骨骨頭・大腿骨頸部骨折

6 大腿骨頸部骨折に用いられるガーデン分類で，ステージ4とは完全骨折で完全転位を伴うものをいう．

⑥ ^{E1)}ガーデン分類には4つの²⁾ステージがある．ステージ1：不全骨折（楔合外転骨折も含む），ステージ2：<u>完全骨折</u>で転位のないもの，ステージ3：完全骨折で<u>部分的転位</u>（軽度の転位）を伴う，骨頭は内反位，遠位骨片は外旋位をとる，ステージ4：<u>完全骨折</u>で完全転位（高度の転位）を伴う，と定義されている．

○

英語 ① Garden's classification / ② stage

7 大腿骨頸部内側骨折時，下肢は内旋し，転子果長は変化する．

⑦ 大腿骨頸部内側骨折の場合，下肢全体は<u>外旋</u>する．転子果長は骨折部が<u>大転子</u>の上に位置しているため，まったく影響されないが，棘果長には影響する．

×

8 大腿骨頸部内側骨折では腫脹は著明でない．

⑧ 内側骨折は<u>関節包内骨折</u>のため，<u>腫脹</u>は著明でない．一方，外側骨折では関節包外骨折のため腫脹は早期から大転子部で著明となり，<u>皮下出血斑</u>は大腿部，殿部に波及する．

○

13.1 大腿骨骨頭・大腿骨頸部骨折

9 大腿骨頸部骨折では疼痛が強く，ほとんど歩行は不可能となる．

⑨ 外転型骨折のうち骨折面が嵌合している場合は，<u>歩行可能</u>なこともある．また，認知症（痴呆）がある場合にまれに歩行可能な場合があるため注意を要する．

×

10 大腿骨頸部外側骨折の場合，下肢は内旋する．

⑩ 大腿骨頸部外側骨折時，その外観は背臥位で下肢は<u>外旋</u>する．骨折によって，<u>内反股</u>を呈し棘果長は短縮する．内側骨折と比べて予後はよい．疼痛・腫脹は<u>大転子部</u>に著明で，叩打痛からも明らかとなる．内反股の後遺症が残ると股関節の<u>外転力</u>が低下し，トレンデレンブルグ跛行を呈する．

×

11 大腿骨頸部骨折における観血療法の目的は早期離床を目的としたものである．

⑪ 高齢者では，長期臥床によって認知症（痴呆），寝たきり，[E1]<u>肺炎</u>の発症，2)<u>褥瘡</u>の形成などが考えられ，骨癒合が期待しがたい大腿骨頸部骨折においては，早期離床を目的に観血療法を第一選択とすることが多い．

(英語) ① pneumonia / ② decubitus

○

13.1 大腿骨骨頭・大腿骨頸部骨折

●12 大腿骨頸部骨折の合併症として沈下性肺炎や褥瘡などがある．

⑫ 大腿骨頸部骨折における長期臥床のために合併する症状として沈下性肺炎や褥瘡あるいは認知症（痴呆）などが挙げられる．さらに大腿骨頭壊死（栄養血管の途絶），偽関節，遷延癒合などがある．

○

●13 大腿骨頸部外側骨折では偽関節を呈しやすい．

⑬ 大腿骨頸部骨折は，内側・外側骨折の2つのタイプが考えられる．外側骨折には偽関節を認めにくい．逆に，内側骨折に偽関節を多く認める．その理由として，①関節包内骨折で外骨膜がないため骨膜性仮骨が形成されない，②滑液が骨癒合を障害する，③骨頭への血行は悪く，骨頭壊死に陥りやすい，④剪断力が働きやすい，⑤高齢者が多く，骨粗鬆症を基本的に有している，などから，偽関節に陥りやすいといえる．

×

13.2 大転子・小転子骨折

●1 大腿骨大転子骨折は大殿筋の牽引力によって発生することがある．

① 大腿骨大転子骨折は直達外力によって発生するが，中殿筋や小殿筋による筋の牽引力によっても発生する．

×

●2 大腿骨大転子骨折で棘果長は短縮する．

② 棘果長は上前腸骨棘から内果までの長さであり，大転子が骨折しても下肢長に変化はなく，その間の長さは変わらない．

×

13.2 大転子・小転子骨折

問3 大腿骨大転子骨折で転子果長は変化する．

③ 転子果長は<u>大転子</u>を含む大転子以下の部位に骨折等が見られた場合に変化する．よって，大腿骨大転子骨折がある場合は<u>転子果長</u>は変化する．○

問4 ルドロフ徴候とは台の縁から下腿を垂らして座らせ，その位置から自動的に膝関節が伸展できないものをいう．

④ ᴱルドロフ徴候とは台の縁から下腿を垂らして座らせ，その位置から自動的に<u>股関節</u>が屈曲できないものをいう．これは大腿骨<u>小転子骨折</u>をみるテストであるが，骨折があると股関節90°以上の屈曲は小転子に付着する<u>腸腰筋</u>によって行われるため不能となる．×

(英語) Ludoloff's sign

14. 大腿骨中央

問1 大腿骨骨幹部骨折は，小児ではまれである．

① 大腿骨骨幹部骨折は比較的頻度が高く，20〜50歳の<u>青壮年</u>に多発するが，小児にもまれではない．小児の治療では成人と異なり骨折部の<u>過成長</u>が生じるため，1 cm程度の短縮転位を残したまま固定する．×

問題	解説と解答

2 大腿骨骨幹部上1/3部の骨折では，近位骨片の転位は屈曲，外転，外旋である．

② 大腿骨骨幹部上1/3部の骨折では，近位骨片が<u>腸腰筋</u>によって屈曲，<u>中・小殿筋</u>によって外転，<u>大殿筋</u>，外旋筋群によって外旋する．遠位骨片は<u>内転筋群</u>によって内上方に転位し，骨盤大腿筋，骨盤下腿筋によって短縮して，近位骨片の後方に位置する．

○

3 大腿骨骨幹部中1/3部の骨折では，近位骨片の転位は屈曲，内転を呈する．

③ 大腿骨骨幹部中1/3骨折では，近位骨片は<u>腸腰筋</u>によって屈曲，内転（内転筋と外転筋がつりあえば中間位）を呈する．遠位骨片は後上方（骨盤下腿筋の作用）に転位する．下1/3骨折では，近位骨片は<u>中間位</u>，遠位骨片は後方（腓腹筋の作用）に転位し，短縮（骨盤下腿筋）する．

○

4 小児の大腿骨骨折の治療にはオーバーヘッド・トラクションがよく用いられる．

④ 小児の大腿骨幹部骨折の治療には重量と体重を利用した対向牽引力による<u>垂直介達牽引療法</u>（[E1]ブライアント牽引）がよく用いられる．[2)]オーバーヘッド・トラクションは[3)]<u>先天性股関節脱臼</u>で用いられる牽引法である．

×

(英語) ① Bryant traction / ② overhead traction /
③ congenital dislocation of the hip joint：CDH

問　題	解説と解答

○5 小児の大腿骨骨幹部骨折では治癒過程で成長障害を呈することがある．

⑤ 小児の大腿骨骨幹部骨折では，治癒過程において過成長を呈する．これは骨折部の治癒に伴って骨端線部の血行も促進されるため，骨端線が刺激を受け，過成長するといわれている．

×

○6 大腿骨骨幹部骨折の合併症・後遺症として膝関節拘縮を呈することがある．

⑥ 大腿骨骨幹部骨折でさまざまな合併症・後遺症を呈する．膝関節拘縮は膝関節を含む長期固定による．そのほか，変形治癒，下肢の短縮，偽関節や遷延治癒などが挙げられる．

○

15．大腿骨遠位

15.1　大腿骨顆上骨折

○1 大腿骨顆上骨折は伸展型と屈曲型に大別され，伸展型骨折が多い．

① 大腿骨顆上骨折は屈曲型と伸展型に大別され，介達外力により，膝を屈曲して転倒したときにおこる屈曲型が多い．屈曲型では，骨折線は前下方から後上方へ走行し，近位骨片は前内方（大内転筋，大腿四頭筋），遠位骨片は腓腹筋の作用で後方へ屈曲し，短縮（骨盤下腿筋の作用）する．伸展型骨折では骨折線は後方から前上方へ走行し，近位骨片は後方へ，遠位骨片は前方へ転位する．

×

第5章 骨　折

| 問　題 | 解説と解答 |

15.1 大腿骨顆上骨折

2　高齢者では膝をつくなどの軽微な外力で大腿骨顆上骨折をおこすことがある．

② 大腿骨顆上部も<u>海綿骨</u>の豊富な部分であるため，骨粗鬆症の影響を強く受ける．そのため高齢者では，膝をつくなどの軽微な外力で，骨折することがある．通常の成人では，交通事故などの強い外力が働く必要がある．

○

3　大腿骨顆上骨折では，大腿動脈の損傷を合併することがあるので注意する．

③ 大腿骨顆上骨折屈曲型では遠位骨片が後方へ屈曲するため膝窩を下降する<u>膝窩動脈</u>や坐骨神経（脛骨神経・総腓骨神経）の損傷を合併することがある．

×

15.2 大腿骨遠位端骨端線離開

1　大腿骨遠位端骨端線離開は，屈曲型と伸展型に大別される．

① 大腿骨遠位端骨端線離開は，①^{E}骨端部が<u>前方</u>へ転位する伸展型，②骨端部が後方へ転位する屈曲型，③骨端部が外側へ転位する<u>外転型</u>，に大別されている．

英語 epiphysis

×

2　大腿骨遠位端骨端線離開の合併症・後遺症に過成長がある．

② 大腿骨遠位端骨端線は大腿骨の長径成長の<u>70%</u>を有するため，この部分が損傷をおこして骨端線が早期に閉鎖すれば，成長障害を呈する．過成長は大腿骨骨幹部骨折のときに認める．

×

第5章 骨 折

| 問 題 | 解説と解答 |

15.2 大腿骨遠位端骨端線離開

○3 大腿骨遠位端骨端線離開の伸展型では遠位骨片が後方に転位し，膝窩動脈の損傷を伴うことがある．

③ 伸展型では遠位骨片（骨端部）は<u>前上方</u>へ転位し，近位骨片（大腿骨遠位骨幹端）は後方へ転位する．遠位骨片が前方へ転位した場合，近位骨片端により<u>膝窩動脈</u>の損傷を伴うことがあるので注意を要する．

×

···15.3 大腿骨顆部骨折ほか···

○1 大腿骨顆部骨折は外顆骨折，内顆骨折，外顆後端骨折に大別される．

① 大腿骨顆部骨折は大きく，①外顆骨折，②内顆骨折，③外顆後端骨折に大別される．また，顆部骨折は<u>関節包内骨折</u>であるため，関節の機能障害を残しやすい．

○

○2 大腿骨外顆骨折では膝部に内転（内反）外力が働いて発生する．

② 大腿骨顆部骨折の発生外力は，①外顆骨折の場合：膝部への<u>外転</u>（外反）強制，②内顆骨折の場合：膝部への内転（内反）強制，③外顆後端骨折の場合：<u>膝鈍角屈曲位</u>での軸圧，によって発生する．

×

○3 内側側副靱帯付着部剥離骨折は，しばしば内側半月板損傷の合併を伴う．

③ [E1]内側側副靱帯は解剖学的に[2)]<u>内側半月板</u>と全周で接しており，靱帯損傷の発生によって内側半月板が損傷されることになる．膝関節部の外転，外旋強制によって生じやすい．

英 語 ① medial collateral ligament：MCL / ② medial meniscus

○

16. 膝蓋骨

16.1 膝蓋骨骨折

1 膝蓋骨骨折は大腿四頭筋の長軸方向の外力（牽引力）で縦骨折を呈する．

① 膝蓋骨骨折は横骨折，縦骨折，粉砕骨折に分類され，直達外力ではさまざまな骨折型を呈す．介達外力では大腿四頭筋の収縮により横骨折となる．E分裂膝蓋骨と鑑別を要する場合もある．

英語　patella partita

×

2 膝蓋骨骨折は斜骨折となることが多い．

② 膝蓋骨骨折は，E1)直達外力では縦骨折や粉砕骨折，2)介達外力（大腿四頭筋の牽引力）では横骨折を呈しやすい．

英語　① direct force / ② indirect force

×

3 膝蓋骨横骨折で骨片の離解を認めたのであれば膝蓋腱膜の断裂が考えられる．

③ 膝蓋骨横骨折で膝蓋腱膜の断裂がなければ，骨片の転位は軽度である．もし，骨片が離開し皮膚に陥凹を認めたのであれば，それは膝蓋腱膜の断裂を示唆する．膝蓋腱膜の断裂があれば，膝伸展機構の連続性の離断を意味し，膝の伸展力は著しく障害されることになる．

○

4 膝蓋骨骨折で転位の軽度なものは膝関節90°屈曲位で固定する．

④ 膝蓋骨骨折は転位の大きいものでは観血療法を考慮する．転位の軽度な場合，大腿四頭筋の収縮力を排除するため，膝関節伸展位で大腿から足趾までを約4〜5週間固定する．

×

16.2 分裂膝蓋骨

1 分裂膝蓋骨の分類にソープの分類がある．

① 分裂膝蓋骨の分類としては[E1)]<u>ソープの分類</u>が有名である．これは[2)]膝蓋骨の分離部分により3型に分類している．最も多い膝蓋骨<u>上外側部</u>の分離した3型がほとんどである．

英語 ① Saupe's classification / ② patella

○

2 分裂膝蓋骨の好発部位は膝蓋骨の<u>上内側</u>である．

② 分裂膝蓋骨は膝蓋骨の一部が分離しているもので，<u>10歳代</u>に好発する．大部分のものは<u>外側広筋</u>付着部である膝蓋骨上外側部分が分離している．分裂膝蓋骨すべてに疼痛などの愁訴があるわけでなく，無症状のものも多く存在する．痛みを有するものを<u>有痛性分裂膝蓋骨</u>という．

×

17. 下 腿 骨

17.1 脛骨顆部骨折

1 脛骨顆部骨折は，外顆骨折，内顆骨折，外顆後端骨折に分類される．

① 脛骨顆部骨折は，外顆骨折，<u>内顆骨折</u>，両顆骨折に分類される．外顆後端骨折は大腿骨顆部骨折の分類である．また，発生外力は，
①外顆骨折：膝部の外転（外反）強制，
②内顆骨折：膝部の内転（内反）強制，
③<u>両顆骨折</u>：両顆への軸圧である．

×

第5章 骨　折

| 問　題 | 解説と解答 |

17.1 脛骨顆部骨折

○2 脛骨外顆骨折では，骨片は下後方に転位する．

② 脛骨外顆骨折の骨片は，腓腹筋の牽引によって下後方へ転位する．さらに，外顆骨折によって外側の支持性が失われ，E 外反膝となる．

(英語) genu valgum　　○

○3 脛骨顆部骨折では側方への異常動揺性を認めることもあるが，この場合，骨折部と反対側の側副靱帯損傷を疑う．

③ 膝関節に外転力を強制された際，脛骨外顆部が縦軸に衝撃を受け，それに伴って内側側副靱帯が断裂することがある．同様の機序により内顆骨折では，E 外側側副靱帯の断裂を伴うことがある．

(英語) lateral collateral ligament：LCL　　○

17.2 脛骨顆間隆起骨折

○1 脛骨顆間隆起骨折は，小児に多く発生する．

① 10歳前後のE 小児に多い骨折である．自転車からの落下転倒・交通事故などにより，屈曲・内旋位の膝関節に強い外力が加わり，激痛を訴えた場合にこの骨折を疑う．関節穿刺では脂肪滴を認め，前後の動揺性が認められる．

(英語) childhood　　○

○2 脛骨顆間隆起骨折の分類にワトソン・ジョーンズの分類がある．

② 脛骨顆間隆起骨折では E1) メーヤーズ・マッキーバーの分類がよく用いられる．2) ワトソン・ジョーンズの分類は脛骨粗面骨折に用いられる分類である．

(英語) ① Mayers-McKeever classification / ② Watson-Jones classification　　×

17.2 脛骨顆間隆起骨折

3 脛骨顆間隆起骨折は側副靭帯の緊張によって裂離骨折をおこしている．

③ E1)脛骨顆間隆起骨折は2)十字靭帯が付着しており，このため十字靭帯の緊張によって裂離骨折をおこしていることが多い．

(英語) ① intercondylar tubercle fracture/ ② cruciate ligament

×

4 脛骨顆間隆起骨折ではラックマンテスト陽性が多い．

④ 脛骨顆間隆起はE1)前十字靭帯および2)後十字靭帯の付着部にあり，その裂離は十字靭帯断裂と同様のサインを示す．たとえば，前十字靭帯断裂に対する3)ラックマンテストは陽性を呈する．

(英語) ① anterior cruciate ligament：ACL/ ② posterior cruciate ligament：PCL/ ③ Lachman test

○

5 脛骨顆間隆起骨折に関節血腫を認めればその中に脂肪滴を認める．

⑤ 関節血腫の中に脂肪滴を認めれば，それは関節内に骨折があることを示唆する所見となる．当然，顆間隆起骨折は関節包内骨折であるため，関節血腫を認めたのであればその中に脂肪滴が存在する可能性は高い．

○

17.3 脛骨粗面裂離骨折

1 脛骨粗面の裂離骨折は成人に好発する．

① 脛骨粗面裂離骨折の大部分は脛骨近位端部骨端線が閉鎖する13～18歳の間に好発する．この時期は軟骨が豊富であり，脆弱部分といえる．

×

17.3 脛骨粗面裂離骨折

問2 脛骨粗面裂離骨折をワトソン・ジョーンズは3型に分類するが、Ⅰ型は骨端核のみの裂離骨折である．

② 脛骨粗面裂離骨折のワトソン・ジョーンズ分類は、Ⅰ型：^E骨端核のみの裂離骨折，Ⅱ型：脛骨近位端部の部分的裂離骨折，Ⅲ型：完全裂離骨折，である．

英語 ossification center

○

問3 脛骨粗面裂離骨折は大腿二頭筋の牽引による介達外力による．

③ 脛骨粗面裂離骨折は、陸上競技の踏み切りや着地などの強力な大腿四頭筋の牽引力によって発生する．脛骨粗面の骨折と同時に膝関節伸展力は著しく減弱する．

×

問4 脛骨粗面裂離骨折において裂離骨片の小さいときは，離断性骨軟骨炎との鑑別を要する．

④ 脛骨粗面裂離骨折で、裂離骨片が小さく症状が軽度なときは，同部位に好発する^Eオスグッド・シュラッター病との鑑別が必要となる．

英語 Osgood-Schlatter disease

×

参照事項 離断性骨軟骨炎 ☞ 120頁参照

17.4 脛骨骨幹部・腓骨頭骨折

問1 脛骨骨折で中・下1/3境界部横骨折は遷延治癒となることがある．

① 下腿骨骨幹部は広範囲にわたって海綿質が欠如し，栄養血管分布が乏しいため，骨癒合が遅く，遷延治癒，偽関節となりやすい．特に，脛骨の中・下1/3部の骨折においては周囲に軟部組織が少ないこともあり，骨癒合に約12週間を要することもある．

○

17.4 脛骨骨幹部・腓骨頭骨折

2 脛骨は疲労骨折をおこしにくいといえる．

② 脛骨はスポーツ選手などで疲労骨折をおこしやすく，疾走型と跳躍型がある．疾走型疲労骨折は上1/3部，跳躍型疲労骨折は中1/3部前方であり，疾走型のほうが多い．中1/3部の跳躍型疲労骨折は治癒に比較的長期を要する．

×

3 定型的な脛骨骨幹部骨折では近位骨片は前外方へ転位する．

③ 定型的な脛骨骨幹部骨折では，骨折線は前内方から後上方へ向かい，近位骨片は前内方，遠位骨片は後上方へ転位する．

×

4 下腿骨骨幹部骨折では前方凸変形になることが多い．

④ 下腿骨骨幹部骨折では前方凹の反張型になりやすい．骨折部は再度の反張を予防するため，腓腹筋の緊張を緩める肢位（足関節底屈位）で固定する．この部位は軟部組織が少なく開放性骨折になりやすい．下腿骨間膜の維持された骨折（転位が少ない，変形が屈曲のみ，腓骨に骨折がないなど）は，保存療法で治療可能である．

×

17.4 脛骨骨幹部・腓骨頭骨折

5 脛骨中・下1/3境界部骨折は偽関節を起こしやすい．

⑤ 偽関節とは癒合機転が完全に停止し，骨折端が丸みを帯びて異常可動性を示したものをいう．偽関節は，骨折により血流が破綻し，その結果，栄養障害をきたしやすい部位に発生する．前腕両骨骨幹部，手の舟状骨近位部，脛骨の中・下1/3境界部，大腿骨頸部内側骨折，距骨頸部骨折が代表的である．合併症として変形治癒，関節拘縮（E1)尖足拘縮），2)腓骨神経麻痺（ギプスによる）などがある．

○

英語 ① pes equinus / ② peroneal nerve palsy

6 腓骨頭骨折は大腿二頭筋の牽引によっておきる単独骨折が多い．

⑥ 腓骨頭骨折は脛骨外顆骨折に合併することが多く，単独骨折はまれである．単独骨折の場合，膝関節が内転強制され，外側側副靭帯損傷および大腿二頭筋の牽引によって発生する．

×

17.5 足関節果部骨折

1 果部骨折には内果骨折，外果骨折，両果骨折があり，同時に脛骨関節面骨折，あるいは足関節の脱臼を合併することがある．

① 果部骨折は墜落，転倒などで生じやすく，距骨の脱臼を生じることもある．足関節の内転で距骨が内果を，外転で外果を押し，骨折を発生する．さらに外力が加わることで対側の外果，あるいは内果（Eデュピュイトレン骨折）を裂離骨折する．

○

英語 Dupuytren fracture

17.5 足関節果部骨折

Q2 果部骨折では外転骨折はまれである．

② 果部骨折は内転型骨折よりも<u>外転型骨折</u>の方が多い．この外転型骨折を^{E1)}ポット骨折，デュピュイトレン骨折などと呼ぶが，臨床的には²⁾ラージ・ハンセンの分類がよく用いられる．これは受傷時の肢位と外力の方向によって，回外-外旋，回外-内転，回内-外旋，回内-外転損傷に分類している．

英語 ① Pott's fracture/ ② Lauge-Hansen's classification ×

Q3 足関節果部骨折外転型骨折では最初に腓骨が骨折をおこす．

③ 足関節果部骨折の大部分は足関節の外転が強制されて（外転型骨折）発生し，距骨の傾斜によって<u>内側靱帯</u>が断裂，あるいは，内果が裂離骨折する．さらに外力が継続すると，距骨は腓骨を突き上げて<u>外果骨折</u>をきたす．^{E)}脛腓関節に離開が発生すると，関節面の不適合から変形性関節症をきたすことがある．

英語 tibiofibular joint/ ×

Q4 コットン骨折は内果，外果，脛骨後果の関節縁の骨折を伴うものをいう．

④ ^{E1)}コットン骨折は，<u>三果部骨折</u>ともいい，足関節が外転・外旋を強制され<u>外果</u>にラセン骨折が，さらに<u>内果</u>の横骨折と<u>脛骨後果</u>の骨折をきたす．このように内果，外果，脛骨後果の関節縁の骨折を伴うものをいう．²⁾<u>三角靱帯</u>の損傷はない．

英語 ① Cotton fracture/ ② deltoid ligament ○

17.5 足関節果部骨折

○5 チロー骨折は脛骨下端の内縁に小骨片を持つものをいう．

⑤ ^Eチロー骨折は，足関節の外転骨折時に認める<u>脛骨下端</u>の<u>外縁</u>の小骨片のことをさしている．これは脛腓靱帯による裂離骨折であると考えられている．

（英語）Tillaux fracture

✗

○6 果部骨折で，脛骨関節面の1/3にわたる骨折は予後不良が多いので，積極的に観血療法に移行すべきである．

⑥ 脛骨関節面の1/3にわたる骨折の場合，<u>脱臼骨折</u>の形となり転位が大きく，整復に成功しても骨片が不安定で，^E<u>固定</u>が困難な場合が多い．整復不良な状態で骨癒合すると変形性足関節症が続発し，機能が損なわれることとなるので，観血療法を選択する．

（英語）fixation

○

18. 足・足趾

18.1 距骨骨折

○1 足根骨骨折中最も発生頻度が高い部位は距骨骨折である．

① 足根骨骨折中最も発生頻度が高いのは<u>踵骨骨折</u>である．

✗

○2 距骨骨折は体部骨折と後突起骨折に大別される．

② 距骨骨折は骨折部位により大きく，①頸部骨折，②体部骨折，③<u>後突起骨折</u>に大別される．このうち<u>頸部骨折</u>が最も発生頻度が高い．

✗

第5章 骨　折

| 問　題 | 解説と解答 |

18.1 距骨骨折

○3 距骨頸部骨折は足関節に背屈が強制されて発生する．

③ 距骨骨折は，①頸部骨折は足関節に<u>背屈</u>が強制されて，②体部骨折は脛骨と踵骨に<u>圧迫</u>されて，③後突起骨折は足関節に<u>底屈</u>が強制されてそれぞれ発生する．

○

○4 ナウマン症候とは，距骨骨折の遠位骨片が後方に転位した際，長母指屈筋腱が骨片によって伸張され，第1指が直角に伸展するものである．

④ ᴱナウマン症候(徴候)とは，<u>距骨骨折</u>で骨折片が後方に転位した際，<u>長母指屈筋腱</u>が骨片によって伸張されて第1指が直角に<u>底屈</u>することをいう．その際，<u>後脛骨動脈</u>，<u>脛骨神経</u>，あるいは皮膚を内部より圧迫してそれぞれが壊死をおこすことがある．

(英語) Naumann's sign

×

○5 距骨後突起骨折は三角骨障害と誤診しやすい．

⑤ 距骨後突起骨折はᴱ¹⁾シェパード骨折とも呼ばれ，²⁾<u>三角骨</u>との鑑別が難しい骨折である．三角骨とは，<u>距骨</u>の後方に存在することがある副骨(過剰骨)である．

(英語) ① Shepherd fracture/ ② os trigonum

○

○6 距骨頸部骨折では，足関節軽度屈曲位で4～5週間固定後，さらに足関節中間位で2～3週間固定する．

⑥ 距骨骨折の固定肢位は骨折の部位によって，<u>後突起骨折</u>は軽度伸展位で4～5週間固定とする．頸部骨折は<u>底屈位</u>で4～5週間固定後，さらに中間位で2～3週間固定する．体部骨折は<u>足関節軽度伸展位</u>で3～4週間固定，さらに足関節中間位で4～5週間固定を行う．

○

18.1 距骨骨折

Q7 距骨後突起骨折は無腐性壊死をおこしやすい．

⑦ 距骨は<u>無腐性壊死</u>をおこしやすい骨折であるが，後突起骨折に発症するのではない．<u>距骨頸部骨折</u>時の合併症として，距骨の体部側にきたすといえる．

×

18.2 踵骨骨折

Q1 踵骨骨折では大きく分けて，関節外骨折，関節内骨折に分類される．

① 踵骨は<u>海綿骨</u>が主であり，関節包外骨折と関節内骨折に分類される．関節包外骨折であれば癒合は良い．<u>関節包内骨折</u>では距踵関節の不適合を考慮する．関節包外骨折として<u>鴨嘴（おうし）状骨折</u>がある．

○

Q2 脊椎椎体骨折に合併しやすい足根骨骨折は踵骨骨折である．

② 踵骨骨折は，受傷機転が脊椎椎体骨折と同様で，大半は高所よりの転落や飛び降りによる<u>直達外力</u>によっておこる．逆を言えば，踵骨骨折には脊椎椎体圧迫骨折を合併している可能性があるので注意する．

英語 compression fracture

○

Q3 踵骨骨折の治療上の注意点は骨萎縮を予防することである．

③ 踵骨骨折は<u>骨萎縮</u>がおきやすい部位である（ズデック骨萎縮）．骨萎縮によって疼痛が強くなり，荷重がかけられないという悪循環になるので，可能な限り早期より荷重をこころがける．

○

18.2 踵骨骨折

● 4 踵骨骨折ではベーラー角は減少する．

④ X線側面像で踵骨前方突起から後距骨関節面最上端に引いた線と，踵骨隆起上縁から後距骨関節面の最上端に引いた線とのなす角をベーラー角といい，正常では，20°〜40°である．踵骨骨折では ^Eベーラー角が減少する．

英語 Böhler angle

○

● 5 踵骨骨折の合併症・続発症に腓骨筋腱腱鞘炎がある．

⑤ 踵骨骨折において，骨折部の外側壁が膨隆すると腓骨筋腱を圧迫することになり，腓骨筋腱腱鞘炎を発症することがある．そのほか，外傷性^{E1)}扁平足や変形性関節症（距踵関節），慢性浮腫，²⁾アキレス腱周囲炎などに注意する．

英語 ① flat foot / ② Achilles paratendinitis, achillobursitis

○

18.3 舟状骨・立方骨・楔状骨骨折

● 1 舟状骨骨折はアーチが圧平されるような介達外力で発生する．

① 舟状骨は ^E内側縦軸アーチの頂点に位置する．そのため，高所から転落し足をつくことにより，アーチが圧平されて，楔状骨と距骨の間で舟状骨が圧迫されて骨折をきたす．

英語 medial longitudinal arch

○

● 2 舟状骨粗面裂離骨折の原因となる筋は前脛骨筋である．

② 舟状骨粗面には後脛骨筋が停止する．このため足部の急激な外転などに対して後脛骨筋が収縮したときに裂離骨折を発生する．

×

18.3 舟状骨・立方骨・楔状骨骨折

○3 舟状骨骨折では第1〜3中足骨からの軸圧痛を認める．

③ 足部の骨の位置関係から，舟状骨への軸圧痛は第1〜3中足骨から内側・中間・外側楔状骨を介して伝わる．

○

○4 舟状骨骨折では第2ケーラー病との鑑別に注意する．

④ 第2 ᴱケーラー病は10〜17歳の女性に多く発生する第2中足骨頭の無腐性壊死である．第1ケーラー病は4〜8歳の男児に好発する足舟状骨骨核の一過性の無腐性壊死である．

英語　Köhler disease

×

○5 舟状骨骨折ではセーバー病との鑑別を要する．

⑤ ᴱセーバー病は，踵骨骨端症であり，舟状骨骨折では外脛骨や第1ケーラー病との鑑別を要する．

英語　Saver disease

×

○6 立方骨骨折では第4〜5中足骨からの軸圧痛を認める．

⑥ 第4〜5中足骨は立方骨と関節をしているため，第4〜5中足骨からの軸圧は直接立方骨に伝わる．そのため，軸圧痛を認める．

○

○7 足根骨骨折で最も骨壊死をきたしやすいのは，内側楔状骨骨折である．

⑦ 内側楔状骨は無腐性壊死をおこすことは少ない．足根骨骨折の中では，距骨頸部骨折における距骨体部への血行途絶により骨の無腐性壊死をきたしやすい．

参照事項　無腐性壊死　☞ 120頁参照

×

18.4 中足骨・足趾骨折

問題	解説と解答
1 行軍骨折とは，第2あるいは第3中足骨に発生する疲労骨折をいう．	① 中足骨疲労骨折は<u>第2，3中足骨</u>に発生することが多く，以前軍隊の訓練で多発したことから行軍骨折（マーチ骨折）と呼ばれる． ○
2 ジョーンズ骨折は第5中足骨基底部の疲労骨折である． （英語）Jones fracture	② ᴱジョーンズ骨折は第5中足骨<u>近位骨幹部</u>の疲労骨折であり，<u>遷延癒合</u>や偽関節の好発部位であって<u>難治</u>である．固定期間は長めにするのが原則である． ×
3 第5中足骨基底部裂離骨折の原因となるのは長腓骨筋である． （英語）inversion	③ 第5中足骨基底部は急激なᴱ<u>内返し</u>により裂離骨折をおこしやすい．その原因となる筋は，第5中足骨基底部に停止する<u>短腓骨筋</u>である． ×
4 第5中足骨基底部骨折では骨癒合が良く，予後は良い．	④ 足部の内反強制で発生する第5中足骨基底部骨折は短腓骨筋付着部が牽引によって裂離骨折をおこしたもので，通常，<u>下駄骨折</u>といわれ骨癒合は良い． ○
5 足の第1，2指基節骨骨折の遺残変形は足背凸である．	⑤ 足の第1，2指基節骨骨折は<u>足底凸</u>の変形を残しやすい．よって，<u>変形治癒</u>は歩行時の痛みを誘発する． ×

第5章 骨　折

問　題　　　解説と解答

参照事項

■奇異呼吸（フレイル・チェスト：Frail chest）
多発骨折のために胸郭が動揺し，吸気時に骨折部は陥凹し，呼気時に骨折部は膨隆する．通常の呼吸における胸壁の動きと逆の動きとなる．

■ヒューター線
上腕骨内側上顆と上腕骨外側上顆を結ぶ線のことであり，正常であれば肘伸展位において肘頭はこの線上に位置する．ヒューター三角は，肘屈曲位にて後方より見た場合，上腕骨内側上顆と外側上顆，肘頭を頂点にした二等辺三角形を形成する．

■スナッフ・ボックス
手関節において，伸筋腱区画Ⅰ（長母指外転筋と短母指伸筋）と区画Ⅲ（長母指伸筋）で囲まれた陥凹をいう．母指の伸展により，この陥凹は明らかとなる．陥凹には舟状骨が存在する．「嗅ぎ煙草入れ」ともいう．

■離断性骨軟骨炎
関節面の一部が軟骨下骨で裂離し，遊離体を形成する疾患である．繰り返しの外力によるとされている．

■無腐性壊死（阻血性壊死）
骨折のため血管が損傷されて骨への栄養が遮断され，骨壊死に陥ったものである．

第6章 脱　　臼

問　題　　　　　解説と解答

1．頭部・顔面

○1　顎関節は正常の開口運動時にも不全脱臼を呈している．

① 顎関節は，正常開口時においても下顎頭が回転運動と同時に外側翼突筋の牽引で前方に移動するため，不全脱臼を呈している．

○

○2　顎関節脱臼は男性に多い．

② 女性の顎関節は解剖学的に関節窩が浅いため，男性より女性に多い．

×

○3　顎関節脱臼は関節包内脱臼である．

③ 顎関節の関節包は，外側靱帯とともに緩く伸張するため破れることはなく，顎関節脱臼は関節包内脱臼である．その他，関節包内脱臼の代表的なものとして先天性股関節脱臼がある．

○

○4　顎関節前方脱臼で関節包は断裂する．

④ 顎関節前方脱臼は下顎頭（下方）が下顎窩（上方）よりはずれたものであるが，関節包が緩く大きいため，断裂することはない．

×

第6章 脱　臼

問題	解説と解答

5 顎関節脱臼で最も多いのは側方脱臼である．

⑤ 顎関節脱臼は，前方脱臼，後方脱臼，側方脱臼があって，最も多いのは<u>前方脱臼</u>である．

×

6 頬筋は顎関節前方脱臼で下顎頭の固定に最も関与する．

⑥ 顎関節の固定筋は主に<u>咀嚼筋</u>が挙げられ，すべて頭蓋から下顎骨につく．その作用は下顎骨の挙上（噛み締める）で，側頭筋，咬筋，<u>内側・外側翼突筋</u>の4つである．

×

7 顎関節前方脱臼では，弾発性固定から口は閉じたままで来院する．

⑦ 顎関節脱臼により<u>開口位</u>をとり，弾発性固定から口は開けたままで来院する．口を随意的に閉じることはできない．そのために唾液は口角から流出し，E<u>咀嚼</u>や談話は困難となる．

(英語) mastication

×

8 顎関節前方の片側脱臼の場合，オトガイ部は患側に偏位する．

⑧ 片側脱臼では下顎が<u>健側</u>に傾くため，オトガイ（頤）部は健側に向かう．両側脱臼では下顎歯列が上顎歯列の<u>前方</u>に位置する．

×

9 顎関節前方脱臼の整復法にヒポクラテス法がある．

⑨ 顎関節前方脱臼の整復には，口内法，口外法がある．口内法が主に用いられ，別名，E<u>ヒポクラテス法</u>とも呼ばれる．

(英語) Hippocrates

○

2. 脊　椎

○1 脊椎の脱臼では脊髄損傷の有無により重傷度が区別される．

① 脊柱はその中に ᴱ¹⁾脊柱管をもち，脊髄を保護している．そのため，²⁾脊椎の脱臼により脊髄の経路が離断され³⁾脊髄損傷を合併することが多い．脊髄損傷をおこすと損傷レベル以下の機能が失われ，重篤な機能障害を呈する．

英語 ① spinal canal / ② spinal vertebra / ③ spinal cord injury ○

○2 環軸関節の脱臼では歯突起の骨折を合併することが多い．

② ᴱ環軸関節は車軸関節に分類され，軸椎の歯突起と環椎によって構成される．歯突起は横靭帯や翼状靭帯によって強固に固定されているため，環軸関節脱臼の際，歯突起の骨折を合併することが多い．

英語 atlanto-axial joint ○

3. 鎖　骨

3.1. 胸鎖関節脱臼

○1 胸鎖関節脱臼は前方脱臼，下方脱臼，後方脱臼に大別される．

① ᴱ胸鎖関節脱臼は，脱臼の方向により，①前方脱臼，②上方脱臼，③後方脱臼に分類され，下方脱臼はない．

英語 sterno-clavicular joint ×

○2 胸鎖関節脱臼は上方脱臼が最も多い．

② 胸鎖関節脱臼は前方脱臼（鎖骨が前方に脱臼）が最も多い．肩を後方に強く引くような介達外力で発生する．

×

第6章 脱　臼

3.1 胸鎖関節脱臼

○3 胸鎖関節脱臼では，胸鎖乳突筋を弛緩させるために頭部を健側に傾ける．

③ 胸鎖関節脱臼の症状として，①患側肩の下垂，②頭部を患側に傾ける（胸鎖乳突筋の緊張を避けるため），③患側肩関節外転不能，などが挙げられる．

×

○4 胸鎖関節脱臼の変形は鎖骨内側端骨折と類似する．

④ 胸鎖関節脱臼は前方脱臼が最も多く，その転位状況は鎖骨内側端骨折と類似する．若年者の鎖骨内側端骨折はほとんどが近位骨端線離開であり，鑑別にはCTが有用とされる．

○

3.2 肩鎖関節脱臼

○1 肩鎖関節脱臼は前方脱臼，後方脱臼，上方脱臼に分類できる．

① E肩鎖関節脱臼は，①上方脱臼，②下方脱臼，③後方脱臼に大別される．肩鎖関節脱臼には前方脱臼はない．このうち上方脱臼が最も発生頻度が高い．

英語 acromio-clavicular joint：A-C joint

×

○2 肩鎖関節上方脱臼において，烏口鎖骨靭帯が断裂すれば第Ⅲ度損傷である．

② 肩鎖関節上方脱臼は靭帯断裂の程度により，Ⅰ度：E1)肩鎖靭帯の部分断裂，Ⅱ度：肩鎖靭帯の完全断裂，Ⅲ度：肩鎖靭帯と2)烏口鎖骨靭帯の完全断裂，に分かれる．外力により，まず肩鎖靭帯が断裂し，次に烏口鎖骨靭帯が損傷を受ける．Ⅱ度までは保存療法の対象と考えられる．

英語 ① acromio-clavicular ligament：A-C ligament/
② coraco-clavicular ligament：C-C ligament

○

3.2 肩鎖関節脱臼

○3 鎖骨脱臼では肩鎖関節上方脱臼が最も多い．

③ 鎖骨脱臼は，①胸鎖関節脱臼（前方脱臼，上方脱臼，後方脱臼），②肩鎖関節脱臼（上方脱臼，下方脱臼，後方脱臼），に分類されるが，肩鎖関節上方脱臼が最も多く発生する．

○

○4 肩鎖関節脱臼は鎖骨外端骨折との鑑別が必要である．

④ 肩鎖関節脱臼では，鎖骨外端が階段状突出変形をきたすため，鎖骨外端骨折と類似の外観を呈するので注意が必要である．

○

○5 肩鎖関節脱臼では鎖骨外端を上方より下方へ圧迫して整復する．

⑤ 肩鎖関節脱臼の整復法は，①患側上肢を後上方へ軽く引いた状態で，②鎖骨外端を上方より下方へ圧迫して，整復する．

○

○6 肩鎖関節脱臼は陳旧性になると鎖骨外端の肥大変形や石灰沈着をみることがある．

⑥ 肩鎖関節脱臼の予後として，①変形治癒，②肩こり，倦怠感，上肢への放散痛など，③鎖骨外端の肥大変形や^E石灰沈着など，が挙げられる．

(英語) calcinosis

○

4. 肩関節

o1 肩関節脱臼は小児に発生することはまれである.

① 肩関節脱臼は全脱臼中最も頻度が高い. 成人に多く発生し, 小児に発生することはまれである. また, 反復性脱臼に移行しやすい脱臼でもある.

○

o2 肩関節脱臼は大きく, 前方脱臼, 後方脱臼, 下方脱臼, 上方脱臼の4つに分類される.

② 肩関節脱臼は問題のように, ①前方脱臼 (烏口下脱臼, 鎖骨下脱臼), ②後方脱臼 (肩峰下脱臼, 棘下脱臼), ③下方脱臼 (腋窩脱臼, 関節窩下脱臼), ④上方脱臼 (烏口突起上脱臼) と大別されるが, それぞれの脱臼はさらに細かく分類されている.

○

o3 外傷性肩関節脱臼は腋窩脱臼が最も多い.

③ 外傷性肩関節脱臼は前方脱臼が多く, 特に烏口下脱臼が多い. 高齢者では, 脱臼時に大結節骨折を合併しやすく, 整復時に注意を要する.

×

o4 肩関節前方脱臼は物を投げる際などの自家筋力によってもおこる.

④ 肩関節前方脱臼は介達外力により発生することが多い. 過度の伸展位または外転位や外転・外旋位などが主なものであるが, 物を投げる際などの自家筋力によってもおこる.

○

第6章 脱　臼

4 肩関節

問　題	解説と解答

○5　肩関節鎖骨下脱臼では，上肢は延長してみえる．

⑤ 鎖骨下脱臼では上腕骨頭は烏口下脱臼よりさらに内方に位置し，上腕の外転度はさらに大きくなり，上腕は短縮してみえる．

×

○6　肩関節烏口下脱臼では，肩関節は約30°外転し，肩峰が角状に突出する．

⑥ 烏口下脱臼の症状としては，①肩関節は約30°外転し，上腕軸はやや外転内旋位を呈する，②三角筋部の膨隆消失，③肩峰の角状突出，④E)三角筋胸筋溝の消失，⑤骨頭の位置異常（肩峰下空虚），⑥弾発性固定などが挙げられる．

英語 delto-pectoral groove

○

○7　肩関節前方脱臼の整復法にデ・パルマ法がある．

⑦ E1)デ・パルマ法は肩関節後方脱臼に対する整復法である．肩関節前方脱臼に対する整復法では，2)コッヘル法，3)ヒポクラテス法などが有名であるが，そのほか挙上法，クーパー法，シモン法，ドナヒュー法，モーテ法などがある．

英語 ① De Palma/ ② Kocher/ ③ Hippocrates

×

○8　肩関節脱臼後に上腕外側部に知覚障害がみられることがある．

⑧ 肩関節脱臼の合併症に，①腋窩神経，②筋皮神経などの神経損傷がある．腋窩神経障害では，三角筋麻痺のため物を持ち上げたり腕を頭の上に上げるのが困難であり，肩外側部のしびれ，肩の脱力などが出現する．一方，筋皮神経障害は肘屈曲力の低下をひきおこす．

○

問題	解説と解答
9　肩関節前方脱臼に大結節骨折がしばしば合併する．	⑨　肩関節前方脱臼時の合併症として，①大結節骨折，②関節窩前下縁骨折または関節唇損傷（E1）バンカート損傷），③腋窩神経・筋皮神経損傷，④腋窩動脈損傷，⑤上腕骨骨頭後外側の圧潰（欠損）（2）ヒルサックス損傷）が挙げられる．

英語　① Bankart lesion/ ② Hill-Sachs lesion

○

5．肘

5.1　肘関節脱臼

問題	解説と解答	
1　前腕両骨脱臼は後方，前方，側方，上方脱臼に分類される．	①　前腕両骨脱臼は後方，前方，側方（外側脱臼，内側脱臼），開排または分散（前後型，側方型）脱臼に分類される．後方脱臼が大部分を占め，その他はまれである．なお前腕両骨脱臼は肘関節脱臼と同意である．	×
2　前腕両骨後方脱臼は，肩関節脱臼，肩鎖関節脱臼に次いで多い．	②　前腕両骨後方脱臼は，肩関節脱臼に次いで多い．青壮年に好発し，12歳以下では脱臼とならず，上腕骨顆上骨折となることが多い．	×
3　前腕両骨後方脱臼は肘に過伸展外力が働くことによって発生する．	③　前腕両骨後方脱臼は，手をつくなどによって肘関節が過伸展され肘頭が肘頭窩と衝突することによる．外力が強いと，この部分が支点となり上腕遠位端部を前方へ押し出す．	○

5.1 肘関節脱臼

○4 肘関節後方脱臼に肘頭高位は観察されない．

④ 肘関節脱臼は<u>後方脱臼</u>が多く，青壮年に多い．脱臼痛（連続した痛み），腫脹は徐々に強まり，軽度屈曲での弾発性固定，<u>肘頭高位</u>などが観察される．外見上はヒューター線，ヒューター三角などが異常とでる．

×

○5 肘関節後方脱臼では，関節包後面の断裂を認める．

⑤ 肘関節後方脱臼では<u>関節包前面</u>の損傷が強く現れ，断裂をきたす．関節包後面の断裂は少ない．

×

○6 肘関節後方脱臼では上肢が延長してみえる．

⑥ 肘関節後方脱臼では，肘関節は<u>軽度屈曲位</u>でバネ様固定を呈し，自動運動は不能となる．上肢は<u>短縮</u>し，肘頭は突出，肘窩は上腕骨顆部に突き上げられ消失する．

×

○7 肘関節後方脱臼で橈骨神経損傷をきたしやすい．

⑦ 肘関節後方脱臼は，肘頭が後方に転位し，<u>上腕三頭筋</u>が後方に押しやられて索状を呈する．肘周辺の組織を広範囲に損傷しやすい．前腕に進入する<u>橈骨・正中・尺骨神経</u>のいずれも損傷を受ける可能性がある．そのほか，合併症として骨折（内側上顆骨折，<u>鉤状突起骨折</u>など）や<u>骨化性筋炎</u>（受傷の軟部組織の損傷や強すぎる運動療法）などがある．

○

129

5.2 肘関節前方脱臼・側方脱臼

1 肘関節前方脱臼では前腕長の短縮がみられる．

① 肘関節前方脱臼の症状として，①肘関節部の前後径増大，②<u>前腕長の延長</u>，③弾発性固定（肘関節直角位近く）がみられる．

×

2 前腕両骨前方脱臼では，多くの場合肘頭骨折を合併症する．

② 肘関節前方脱臼は，きわめてまれな脱臼である．肘関節屈曲位で，後方から肘頭，前腕部に直達外力を受けておこり，多くの場合，<u>肘頭骨折</u>を合併する．

○

3 前腕両骨分散脱臼の側方型では，尺骨は外方へ変位する．

③ 分散（開排）脱臼はきわめてまれな脱臼である．前後型（尺骨は<u>後方</u>へ，橈骨は前方へ変位）と側方型（尺骨は<u>内方</u>へ，橈骨は外方へ変位）の2型がある．

×

4 前腕両骨内側脱臼では内顆の突出変形をみる．

④ 肘関節側方脱臼では，外側脱臼と<u>内側脱臼</u>で反対の変形をみる．外側脱臼では内顆の突出変形，内側脱臼では<u>外顆</u>の突出変形である．

×

5.3 肘内障・橈骨頭脱臼

1 肘内障は思春期に好発し，橈骨頭下方の方形靭帯が一部断裂した状態である．

① E1)肘内障は2～4歳くらいの小児に好発する疾患で，橈骨頭が 2)<u>輪状靭帯</u>より完全，あるいは不完全に逸脱した状態をいい，整復時には<u>クリック音</u>を触知できる．

(英 語) ① pulled elbow／② annular ligament

×

5.3 肘内障・橈骨頭脱臼

2 肘内障は転倒などによって手をついたときに発生する．

② 肘内障は両親などに<u>手</u>を強く引っ張られたときに発生する．

×

3 肘内障では受傷時に強い腫脹を認める．

③ 肘内障では，受傷時，腫脹のないことが多い．発生頻度に性差はなく，脱臼肢位は肘関節<u>軽度屈曲位</u>，前腕回内位をとることが多い．

×

4 橈骨頭単独脱臼では，橈骨頭が上外方へ脱臼するものが多い．

④ 橈骨頭単独脱臼はまれな脱臼である．橈骨頭が<u>前方</u>に脱臼するものが多い．合併症として<u>橈骨神経損傷</u>や尺骨近位端の骨折（<u>モンテギア骨折</u>）を挙げることができる．

×

6．手関節・手指部

6.1 手関節脱臼

1 遠位橈尺関節では，回内強制によって尺骨頭の掌側脱臼がおこる．

① 遠位橈尺関節脱臼では<u>回内強制</u>によって背側脱臼がおこり，回外強制によって<u>掌側脱臼</u>がおこる．

×

6.1 手関節脱臼

2 遠位橈尺関節背側脱臼では回内運動制限がみられる．

② 遠位橈尺関節脱臼は背側脱臼と掌側脱臼に分類される．背側脱臼は手の過度回内により尺骨頭が背側に脱転したもので，前腕回内位を呈する．したがって回外運動が制限される．一方，掌側脱臼は手の過度回外により尺骨頭が掌側に脱転したもので，前腕回外位を呈する．回内運動は不能である．

×

3 橈骨手根関節脱臼ではコーレス骨折やスミス骨折と類似の外観を呈する．

③ 通常では橈骨遠位端骨折となるため，橈骨手根関節脱臼はきわめてまれである．背側脱臼と掌側脱臼に分類され，背側脱臼の頻度が高い．それぞれコーレス骨折やスミス骨折と類似の外観を呈する．

○

6.2 月状骨・月状骨周囲・手根間脱臼

1 月状骨脱臼では掌側脱臼が多い．

① 月状骨脱臼は20〜50歳の男性に好発する．手関節の過度伸展によって掌側に脱臼することが多い．正中神経損傷を合併することが多い．それ以外の関節において，肩関節脱臼は前方脱臼，橈骨頭脱臼は前方脱臼，指節間関節脱臼は背側脱臼が多い．

○

6.2. 月状骨・月状骨周囲・手根間脱臼

問2 月状骨脱臼の固定は手関節を背屈位とする．

② 月状骨脱臼の整復は手指を十分に牽引のうえ手関節の掌屈を行い，同時に月状骨を母指で掌側から背側に向けて押し込み，<u>手関節掌屈位</u>で固定を行う．正中神経麻痺に注意する．

×

問3 月状骨脱臼では，手関節掌屈位で前腕近位端からMP関節の手前まで副子固定する．

③ 月状骨脱臼の固定肢位は，肘関節直角位，前腕回内位，手関節45°<u>掌屈位</u>で，固定範囲は前腕近位端からMP関節を越え<u>基節骨骨幹</u>までとする．

×

問4 月状骨周囲脱臼ではスナッフ・ボックス部に限局性圧痛を認める．

④ 月状骨周囲脱臼とは月状骨を正常な位置に残して周囲の手根骨が脱臼するものである．この脱臼は解剖学的にスナッフ・ボックス部と関係ない．スナッフ・ボックス部の^E圧痛は<u>舟状骨骨折</u>に関係する．

(英語) tenderness

×

問5 手根骨間背側脱臼ではフォーク状変形を呈する．

⑤ 手根骨間脱臼は<u>近位手根骨列</u>と遠位手根骨列の間で脱臼するもので，遠位手根骨が背側または掌側に脱転する．脱臼した末梢部の突出が観察され，背側脱臼では軽い^E<u>フォーク状変形</u>を呈する．舟状骨骨折や三角骨骨折を合併することが多い．

(英語) dinner fork deformity

○

6.3 CM・MP・IP関節脱臼

Q1 手根中手関節脱臼は第5手根中手関節に最も多い．

① 頻度が最も多いのは<u>第1 ᴱ手根中手関節</u>（CM関節）であり，次いで第5手根中手関節である．第1手根中手関節脱臼は，中手骨の過度の屈曲や側屈が強制されて発生し，脱臼は背側，掌側に突出する．

×

英語 carpo-metacarpal joint：CM joint

Q2 第1中手指節関節垂直脱臼ではZ字変形を呈する．

② 第1ᴱ中手指節関節の脱臼は背側脱臼，掌側脱臼，側方脱臼に分類される．背側脱臼はさらに<u>垂直脱臼</u>と複合脱臼に分類される．垂直脱臼とは中手骨上に母指基節骨が直立したもので，外観上<u>Z字変形</u>を呈する．複合脱臼とは，関節内に<u>種子骨</u>が嵌入したものであり，徒手整復は困難である．

○

英語 metacarpo-phalangeal joint：MP joint

Q3 第1中手指節関節脱臼ではロッキングがみられることがある．

③ 母指のᴱ¹⁾ロッキングの原因として，①<u>掌側靭帯</u>が断裂して，²⁾副靭帯とともに中手骨骨頭橈側顆を乗り越え，同部に引っかかって帰納不能となる，②橈側<u>種子骨</u>が中手骨骨頭橈側顆に引っかかる，③³⁾<u>掌側板</u>が関節裂隙に嵌入する，などが挙げられる．

○

英語 ① locking／② accessory ligament／③ volar plate

6.3 CM・MP・IP関節脱臼

4 第1中手指節関節脱臼のうち，掌側脱臼は階段状変形を呈するが，整復は容易である．

④ 掌側脱臼はきわめてまれであり，ᴱ階段状変形をして整復は困難であり，失敗に終わることが多い．通常は過伸展・外転で発生する背側脱臼が多く，Z字状の変形を呈することが多い．

(英語) stepladder deformity

×

5 近位指節間関節脱臼は背側脱臼，遠位指節間関節脱臼は掌側脱臼が多い．

⑤ 指節間関節（IP関節）脱臼は過伸展，過屈曲，側屈などの強制によりおこる．そのほとんどは背側脱臼であり，掌側脱臼はきわめて少ない．

×

6 第2〜5指の中手指節関節脱臼も第1指と同様に徒手整復が困難である．

⑥ 第2〜5指の中手指節関節（MP関節）脱臼は，過伸展損傷による背側脱臼が多い．この部では脱臼により掌側の関節包が破れ，井型となった靱帯構造の中へ中手骨頭がはまり込んだ形になってしまうため，徒手整復が困難となる．

○

7 近位指節間関節脱臼では拘縮を予防するために早期運動療法が必須である．

⑦ 一般に近位指節間関節（ᴱPIP関節）は関節拘縮が発生しやすく，一旦拘縮が発生すると治療に非常に難渋する．これを予防するために，徒手整復後は隣接指を利用したバディ（buddy）スプリント（またはテープ）を装着させ，可及的早期に運動療法を開始すべきである．

(英語) proximal interphalangeal joint：PIP joint

○

7. 股関節

1 股関節脱臼の分類は前方脱臼, 後方脱臼, 上方脱臼, 下方脱臼である.

① ᴱ股関節脱臼は, 後方脱臼, 前方脱臼, 中心性脱臼に分類される. そのうち後方脱臼は腸骨脱臼と坐骨脱臼に, 前方脱臼は恥骨上脱臼と恥骨下脱臼に分類される.

(英語) dislocation of the hip joint

×

2 股関節後方脱臼はダッシュボード損傷での発生が多い.

② 股関節後方脱臼は, 自動車の座席に股関節屈曲位で座っているとき, 膝関節前方から大腿骨長軸方向に大きな外力が働いたときに発生することがあり, ダッシュボード損傷という. ダッシュボード損傷では, 後十字靭帯損傷, 膝蓋骨骨折, 大腿骨頸部骨折などもおこりうる.

○

3 外傷性股関節前方（恥骨下）脱臼肢位は股関節屈曲, 内転, 内旋位である.

③ 外傷性股関節前方（恥骨下）脱臼は下肢を強く外転, 外旋, 屈曲されたときに発生し, その肢位は屈曲, 外転, 外旋位となる. 外傷性股関節後方脱臼は発生頻度が最も多く, そのときの肢位は股関節屈曲, 内転, 内旋位である.

×

4 ローゼル・ネラトン線とは上前腸骨棘と大転子を結ぶ線をいう.

④ ᴱローゼル・ネラトン線とは上前腸骨棘と坐骨結節を結ぶ線をいう. 正常ではローゼル・ネラトン線上に大転子の先端が位置するが, 股関節後方脱臼では2〜3 cm上方に移動する.

(英語) Roser-Nélaton line

×

問題	解説と解答

○5 外傷性股関節後方脱臼に大転子高位はみられない．

⑤ 外傷性股関節後方脱臼は，^E大腿骨頭靭帯の断裂を伴い，脱臼肢位は股関節の屈曲，内転，<u>内旋位</u>である．この肢位は腸骨脱臼より坐骨脱臼の方が著明であり，<u>大転子</u>はローゼル・ネラトン線より高位にあって<u>大転子高位</u>となる．

×

英語 ligamentum teres femoris

○6 股関節後方脱臼では下肢は外旋する．

⑥ 股関節後方脱臼は，股関節の屈曲，内転，<u>内旋位</u>で，膝から股関節にかけて強力な外力が加わって発生し，下肢は<u>内旋位</u>をとる．青壮年に多く，寛骨臼骨折などを合併しやすい．早期に整復されないと阻血から<u>大腿骨頭無腐性壊死</u>の危険性がある．

×

○7 股関節後方脱臼の牽引法による整復操作は股・膝関節伸展位で行う．

⑦ 股関節後方脱臼では助手に骨盤を固定させ，股・膝関節を<u>90°屈曲，内旋位</u>として，そのまま大腿長軸方向に牽引する．このときに外旋を加えることがある．また，助手は，<u>骨盤</u>を下方に押すことが必要である．

×

○8 外傷性股関節脱臼の整復時，ボタン穴機構が障害となる．

⑧ 外傷性股関節脱臼の整復障害に，<u>ボタン穴機構</u>（関節包の裂傷部位が狭小となるため），筋の介在，骨頭や関節窩からの裂離骨片の<u>関節包内介在</u>があげられる．

○

137

第6章 脱　臼

問　題	解説と解答

9 股関節後方脱臼の整復法にスチムソン法がある．

⑨ 股関節後方脱臼の整復法に，牽引法，コッヘル法（回転法），^Eスチムソン法などがある．前方脱臼にはデ・パルマ法などがある．

○

英語　Stimson

10 外傷性股関節脱臼の後遺症として外反股を考慮する．

⑩ 外反股は骨折に伴うもので，脱臼には関係しない．後遺症では，^E坐骨神経の損傷，また，脱臼を早期に整復しないと骨頭への栄養障害による骨頭壊死，さらに変形性股関節症を呈することがある．

×

英語　ischiadic nerve

11 股関節後方脱臼では無腐性骨壊死を避けるために72時間以内に整復する．

⑪ 骨頭への血流供給は，大腿骨頭靱帯と関節包の血管から行われているため，早期に整復を行わないと無腐性骨壊死を発生する．12時間以内，遅くとも24時間以内には整復をすべきである．

×

12 アリス徴候は特発性大腿骨頭壊死に認める徴候である．

⑫ ^Eアリス徴候は先天性股関節脱臼に認める徴候である．患者を仰臥位とし，両膝を屈曲し両下腿部をそろえて前方より眺めると，脱臼のあるほうでは膝の位置が健側よりも低位にある．

×

英語　Allis sign

参照事項 先天性股関節脱臼の所見　☞ 139頁参照

13 先天性股関節脱臼では大腿皺襞（皮膚溝）の左右差を認める．

⑬ 先天性股関節脱臼では，大腿内側の皮膚溝の数が正常側よりも数が多く，深く，長い．これが特徴的所見である．

○

参照事項 先天性股関節脱臼の所見　☞ 139頁参照

参照事項

■先天性股関節脱臼の所見

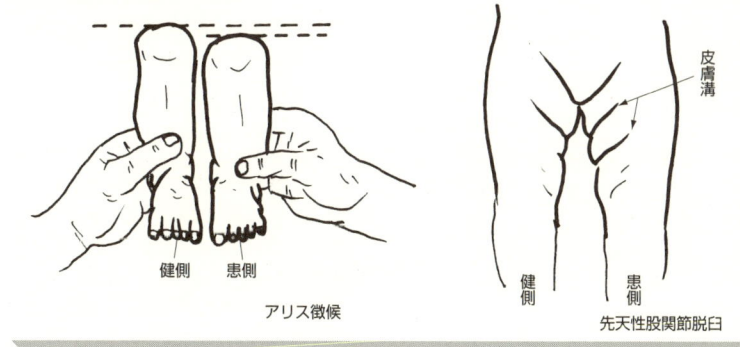

アリス徴候

先天性股関節脱臼（皮膚溝）

8．膝蓋骨・膝関節

○1 膝蓋骨回転脱臼とは，膝蓋骨が縦軸を中心として90°回転し，垂直脱臼とは180°回転したものである．

① 膝蓋骨脱臼は，<u>側方脱臼</u>，垂直脱臼，水平脱臼，<u>回転脱臼</u>の4つに分類される．側方脱臼はさらに内側脱臼と外側脱臼に分類される．回転脱臼とは膝蓋骨が縦軸の回りを180°回転して<u>関節面</u>が前方に向いたものをいう．<u>垂直脱臼</u>は，膝蓋骨が縦軸に90°回転して，その側縁が大腿骨関節面にあり，膝蓋骨関節面が内方，または外方を向いたものである．

×

第6章 脱　臼

膝蓋骨・膝関節

問　題	解説と解答
○2　Q角とは，膝蓋骨中央点より上前腸骨棘および脛骨粗面に引いた2本の線のなす角度をいう．	② ^E Q角（Q-アングル）とは，膝蓋骨の外方偏位の程度の判定に用いる角度である．正常値は20°以内，平均14°であり，角度が大きくなると大腿四頭筋により膝蓋骨に加わる外方へ偏位させようとする力が大きくなる．

英語　Q-angle　　　　　　　　　　　　　　　　　○

| ○3　膝蓋骨脱臼発生の要因にQ角の増大があり，内側へ脱臼することが多い． | ③ 膝蓋骨脱臼は外側脱臼として発生するため，膝蓋骨の外側へのベクトルが大きくなるほど発生は多くなる．この要因として，Q角の増大，[E1)]大腿脛骨外側角（FTA）の減少，[2)]内側広筋の機能不全や筋力低下，大腿骨内旋（大腿骨前捻角の増大），膝蓋骨高位，回内足が挙げられる． |

英語　①femoro-tibial angle：FTA／②vastus medialis　　×

| ○4　膝蓋骨外側脱臼の検査法にアプリヘンションテストがある． | ④ 膝蓋骨外側脱臼は脱臼後すぐに自家筋力によって自然整復されることが多い．こういった患者に対して，膝関節伸展位で膝蓋骨の内側から外方へ押し出すように[E1)]ストレスを加えると，脱臼のあった患者では不安感を訴える．これを[2)]アプリヘンションテストという．アプリヘンションとは不安感という意味である． |

英語　①stress／②apprehension test　　　　　　○

| ○5　膝蓋骨外側脱臼の整復は膝関節90°屈曲位で行う． | ⑤ 膝蓋骨外側脱臼の整復法は大腿四頭筋の作用を緩和させるため，膝関節伸展位で行う． |

×

問　題	解説と解答

● 6　習慣性・反復性膝蓋骨脱臼の後療法では，大腿直筋の筋力強化が必要である．

⑥ 後療法として，膝蓋骨の外側転位に拮抗させるように選択的に内側広筋を強化することが重要であり，そのためには[E1)]パテラセッティングが適しているといえる．[2)]膝蓋大腿関節への負担が大きい等張性訓練ではなく，等尺性訓練が主体になるように指導する．

英語　① patella setting／② patello-femoral joint：PFJ　　×

● 7　膝関節前方脱臼は膝関節脱臼の中で最も頻度が高い．

⑦ 膝関節脱臼には，①前方脱臼，②後方脱臼，③側方脱臼，④回旋脱臼があり，脛骨が前方に位置する前方脱臼が一番多い．脱臼は，介達外力では過伸展外力，直達外力では脛骨上端に後方から前方に外力が加わった場合に発生する．完全脱臼が多く，脱臼すれば前・後十字靱帯は断裂する．その他，側副靱帯損傷，脛骨神経の圧迫，膝窩動脈の断裂を伴うことがある．

　　○

9．足関節および足部

● 1　距腿関節脱臼には内側脱臼が最も多い．

① [E]距腿関節脱臼は，①側方脱臼（外側脱臼，内側脱臼），②後方脱臼，③前方脱臼，④上方脱臼に分類される．また距腿関節脱臼は距骨の単独脱臼は皆無であり，果部骨折に合併する．その多くは脱臼骨折で，足関節の外転強制による果部外転骨折（ポット骨折）による外側脱臼が多い．

英語　talocrural joint　　×

第6章 脱　臼

問　題	解説と解答

○2　距腿関節脱臼のうち, 後方脱臼は底屈強制が原因である.

② 距腿関節脱臼のうち, 前方脱臼は足部の背屈強制が原因であり, 後方脱臼は足部の底屈強制が原因となる. 発生はまれである.

○

○3　リスフラン関節の脱臼は外側脱臼, 内側脱臼, 底側脱臼, 背側脱臼の4つに分けられる.

③ ᴱリスフラン関節（足根中足）の脱臼は外側脱臼, 内側脱臼, 底側脱臼, 背側脱臼, 分散脱臼の5つに分けられる. 全中足骨が脱臼するものと, 個々の中足骨が脱臼するものがあるが, いずれもまれである.

英語　Lisfranc joint

×

○4　リスフラン関節脱臼の背側脱臼は前足部が短縮してみえる.

④ リスフラン関節脱臼は関節の弛緩する足関節底屈位で外力を受けた場合に発生する. これは足根骨に対して中足骨がどちらに移動したかで決められる. 背側脱臼については, 足長は短縮し前足部は尖足変形を, 足関節は指伸筋の緊張により背屈位をとる.

○

○5　中足指節関節の脱臼の多くは第5指におこる.

⑤ 中足指節関節脱臼の多くは母指におこる. 他指ではまれである.

×

○6　第1足趾MP関節背側脱臼の整復には末梢牽引を行う.

⑥ 第1足趾MP関節背側脱臼は, 過伸展が強制されて発生する. ᴱIP関節は屈曲位をとり, Z型の変形を呈する. 整復法は, 母指の背屈を強めながら下方に直圧を加え, 押し込むようにする.

英語　interphalangeal joint：IP joint

×

第7章 軟部組織損傷

問題　　　　解説と解答

1. 頭部・顔面・胸部

○1　顎関節症は日本顎関節学会によって大きく3型に分類されている．

① E顎関節症は顎周辺の疼痛，関節雑音，顎の運動障害などを総括する名称である．日本顎関節学会は顎関節症をⅠ型：咀嚼筋障害，Ⅱ型：関節包および靭帯障害，Ⅲ型：関節円板障害，Ⅳ型：変形性関節症，Ⅴ型：その他，の5型に分類した．

（英語）temporomandibular joint disorder　×

○2　顎内障とは顎関節包の障害をいう．

② 顎内障は関節円板を有した楕円関節において，E関節円板の直接障害により発生する．疼痛，機能障害を主訴とする．間接的に咀嚼障害，変形性関節症が発生することもある．

（英語）articular disk　×

○3　ティーツェ病は下位肋軟骨に有痛性の腫脹を認める疾患である．

③ Eティーツェ病は特に第2, 3肋軟骨に有痛性の腫脹と圧痛を認めるもので，原因不明である．ほとんどのものは自然治癒する．

（英語）Tietze's disease　×

2. 脊　椎

2.1 腕神経叢損傷

● 1　腕神経叢損傷の上位型をクルンプケ型という．

① 腕神経叢損傷の上位型は[E1)]エルブ・ドゥシェンヌ型という．頸部が反対へ側屈し，上肢を下方へ引き下げられるような外力によって発生する．反対に下位型を[2)]クルンプケ型といい，強力に上肢を上方へ牽引する力が働いて発生する．

英語　① Erb-Duchenne type / ② Klumpke type

×

● 2　腕神経叢損傷はオートバイ事故によって発生することが多い．

② 腕神経叢損傷の大部分はオートバイ事故により発生し，鎖骨や上腕骨の骨折，鎖骨下動脈の損傷も合併しやすい．

○

● 3　外傷性腕神経叢麻痺はリュックサックにより発症することがある．

③ 外傷性腕神経叢麻痺の原因は交通事故（特にオートバイ）が最も多いが，分娩やリュックサックにより発症することもある．

○

● 4　ホルネル徴候の三主徴は眼瞼下垂，縮瞳，眼球陥没である．

④ [E]ホルネル徴候とは頸部交感神経（T1神経根節前損傷の場合）の障害で眼瞼下垂，縮瞳，眼球陥没を三主徴とする．

英語　Horner sign

○

第7章 軟部組織損傷

| 問題 | 解説と解答 |

2.1 腕神経叢損傷

○5 腕神経叢損傷の中でも神経根引き抜き損傷では回復が十分に見込める．

⑤ 腕神経叢損傷の引き抜き損傷は，E1)神経根が脊髄から引き抜かれたもので，2)中枢神経の損傷に属し，神経の再生は望めない．

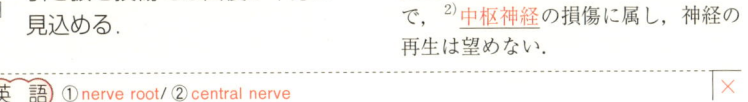

英語 ①nerve root / ②central nerve ×

...2.2 頸部捻挫...

1 鞭打ち損傷

○1 鞭打ち損傷ではバレ・リーウー型の頸部交感神経症候群をおこすこともある．

① E1)鞭打ち損傷とは頸椎の急激な過伸展，過屈曲により発生する障害であり，椎体のほかに筋・靱帯・神経・血管などさまざまな組織の損傷が考えられる．鞭打ち損傷は臨床的に頸椎捻挫型，2)バレ・リーウー型（頸部交感神経症候群），神経根型，脊髄型に分類されることが多い．

英語 ①whiplash injury / ②Barré-Liéou syndrome ○

○2 鞭打ち損傷の神経根型では，ジャクソンテスト，スパーリングテストが陽性となることがある．

② E1)スパーリングテスト，2)ジャクソンテストは神経根の圧迫テストである．そのため，鞭打ち損傷の神経根型では陽性となる場合がある．

英語 ①Spurling test / ②Jackson test ○

第7章 軟部組織損傷

2.2 頸部捻挫

2 斜　頸

問　題	解説と解答
●1　先天性筋性斜頸は一側の胸鎖乳突筋の血腫や短縮が原因である．	① ^{E1)}先天性斜頸には筋性と骨性があるが，筋性のものが圧倒的に多い．胸鎖乳突筋の血腫，短縮，線維化が原因となる．これにより頭部は患側に側屈し，顔は健側に回旋する．なお，小児の斜頸を放置しておくと，顔面骨の左右の成長バランスが崩れ，顔面の非対称（²⁾顔面側弯）が生じる．頭位分娩（正常分娩）より殿位分娩に多く発生する．

英語 ① congenital torticollis/ ② facial scoliosis　　〇

| ●2　炎症性斜頸は高齢者に好発する． | ② 炎症性斜頸は10歳前後の小児に好発する．原因は咽頭部の炎症や頸部リンパ節炎に対する反射性筋緊張ではないかと考えられている． |

×

| ●3　痙性斜頸の原因に錐体外路障害やパーキンソン症候群などがある． | ③ 痙性斜頸は，頭部諸筋群に発作的な緊張がおこり，斜頸や左右へ振戦を生じるものである．原因として精神的要因，錐体外路障害，^Eパーキンソン症候群などが考えられている． |

英語 parkinsonian syndrome　　〇

第7章 軟部組織損傷

| 問　題 | 解説と解答 |

3. 肩　部

3.1 腱板炎・腱板損傷

1 腱板損傷は棘上筋腱の危険地帯で発生することが多い．

① 棘上筋腱の大結節付着部から約1.0cmの部分は^{E1)}危険地帯（クリティカルゾーン）といわれ，滑膜や関節包，腱組織，²⁾肩峰下滑液包の床面が融合する継ぎ目で，組織学的に脆弱であり，血行動態学的にも乏血部位である．またこの部位は，挙上時に肩峰下面と烏口肩峰靱帯の間で摩擦を生じやすい構造であり，腱板断裂の好発部位となっている．

英語 ① critical zone / ② subacromial bursa　○

2 肩腱板断裂では肩関節外転120°を越えると疼痛が消失する．

② 軽度の外転は可能であるが，他動的外転で肩関節外転120°を越えると疼痛は消失する．これを^Eペインフルアークサイン（60°～120°）といい，肩腱板断裂の鑑別に用いる．

英語 painful arc sign　○

3 ドロップアームサインは上腕二頭筋長頭の断裂時に陽性となる．

③ ^Eドロップアームサインは腱板損傷で陽性となるテスト法である．上肢を90°外転し，その肢位を保持するように患者に指示をする．腱板損傷があれば上肢を90°外転位に保持することができず，上肢が90°より下がるか落下する．

英語 drop arm sign　×

147

第7章 軟部組織損傷

| 問題 | 解説と解答 |

3.1 腱板炎・腱板損傷

4 肩腱板損傷ではヤーガソンテストが陽性に出る.

④ 腱板損傷時，<u>外転60°～120°</u>の範囲を越えると痛みを消失するペインフルアークサイン，他動的外転位での保持が不可能なため，上肢の下垂（ドロップアームサイン）がみられる．ヤーガソンテストは<u>上腕二頭筋長頭腱腱鞘炎</u>を調べるテスト法である．

×

5 漬物石を両手で持ち上げた後，肩関節の自動外転が不可能（60°まで）になった．この場合，腱板の断裂を疑う．

⑤ 自動運動が外転が60°までということは<u>腱板</u>が機能してないと考えられ，腱板断裂が最も疑われる．テストとして，<u>ドロップアームサイン</u>があり，また，<u>大結節部</u>に陥凹を触れることからもわかる．

○

6 腱板不全断裂では肩峰下滑液包面断裂が最も多い．

⑥ 腱板不全断裂は，①<u>滑液包面断裂</u>，②腱内断裂，③関節包面断裂に分類されるが，関節造影を行うと肩峰下滑液包への漏出がみられ，肩峰下滑液包面での不全断裂が圧倒的に多いことがわかる．この部位は<u>危険地帯</u>といわれ，肩峰前方部分および肩鎖関節部分とで^E<u>インピンジメント</u>をおこす．

(英 語) impingement

○

7 腱板内で肩関節腔と肩峰下滑液包が交通しているきわめて小範囲の損傷は腱板不全断裂である．

⑦ 腱板断裂は一般にその損傷の程度によって完全断裂と不全断裂とに分類され，たとえ損傷部位が小さくても断裂部が肩関節腔と肩峰下滑液包とで交通していれば<u>完全断裂</u>である．

×

3.1 腱板炎・腱板損傷

問8 石灰沈着性腱板炎は棘下筋腱におこりやすい．

⑧ E1)石灰沈着性腱板炎とは，腱板にカルシウム塩が沈着することによって肩の痛みをひきおこすものをいう．石灰沈着は2)腱板のあらゆる部位に発生するが，棘上筋での石灰沈着が最も多い．40〜50歳代にかけて好発し，手先を使う仕事をしている人に多くみられる．

英語 ① calcified tendinitis / ② rotator cuff ×

3.2 上腕二頭筋長頭腱断裂

問1 上腕二頭筋長頭腱の断裂で，上腕二頭筋の膨隆は中枢に移動する．

① 上腕二頭筋長頭腱の断裂で，断端は末梢に膨隆して異常に膨らんでみえる．介達外力によることから，本人は気づかないことがある．肉体労働者（常に，外力が加わる仕事）やE変性をきたしている高齢者に発症しやすい．その他の症状として，結節間溝部の圧痛や筋腹の異常隆起変形，陥凹を認める．

英語 degeneration ×

問2 ヤーガソンテストとスピードテストは上腕二頭筋長頭腱皮下断裂の際に用いられる．

② E1)ヤーガソンテストは，肘関節屈曲位で前腕を回外させるときに抵抗を加えると，結節間溝部で疼痛が増強するか否かを調べる検査法である．2)スピードテストは，前腕を回外させ肘関節を伸展したままで前方挙上していくときに抵抗を加えると，結節間溝で疼痛が増強するか否かを調べるものである．ともに上腕二頭筋長頭腱腱鞘炎の際に用いられる．

英語 ① Yergason test / ② Speed test ×

3.2 上腕二頭筋長頭腱断裂

● 3 上腕二頭筋長頭腱完全断裂は絶対的観血的療法適応である．

③ 上腕二頭筋長頭腱完全断裂の治療は，非観血的療法と観血的療法に大別されるが，完全断裂の場合は，断裂後2〜3週間経過すると疼痛が軽減し，筋力もある程度回復することが多いので，^E非観血的療法も試みられる．しかし，腱板断裂合併例や非観血的療法で除痛が得られない場合は観血的療法の適応となる．

英語 non-invasive treatment ×

3.3 肩関節周囲炎・野球肩

● 1 肩関節周囲炎の疼痛は夜間に強い．

① 痛みのある動きにくい肩は広く^{E1)}肩関節周囲炎としてとらえられているが，原因と病変部位が明らかな疾患を除外し，中年以後，50歳代に多く発症し，痛みと運動制限を主訴とするものはとくに²⁾五十肩といわれる．³⁾夜間痛が強いのが特徴とされる．

英語 ① periarthritis scapulo-humeralis/ ② frozen shoulder/ ③ night pain ○

● 2 成長期における上腕骨近位端骨端軟骨部の障害をリトルリーガーショルダーという．

② ^Eリトルリーガーショルダーは少年野球選手に特徴的な肩障害であり，上腕骨近位端骨端線離開である．本症は成長期に多発し，反復した投球動作によって上腕骨近位端骨端線において，捻転力と牽引力が繰り返して作用することで生じる．

英語 little leaguer's shoulder ○

第7章 軟部組織損傷

| 問 題 | 解説と解答 |

4. 肘　部

…4.1　内側・外側上顆炎

○1　内側上顆炎は繰り返される内側上顆部への圧迫力によって発生する．

① ᴱ野球肘には<u>内側上顆炎</u>や上腕骨小頭の<u>離断性骨軟骨炎</u>がある．内側上顆炎は肘関節に繰り返される外反力によって内側上顆部へ<u>牽引力</u>が働き発症する．逆に上腕骨小頭の離断性骨軟骨炎は肘関節に繰り返される外反力によって上腕骨小頭部に<u>圧迫力</u>が加わり発症する．

(英語) little leaguer's elbow　×

○2　外側上顆炎はバレーボール選手に多い疾患である．

② <u>外側上顆炎</u>は別名ᴱ<u>テニス肘</u>と呼ばれ，テニス選手に多い．外側上顆は伸筋群の停止部であるが，特に<u>短橈側手根伸筋</u>の炎症が原因と考えられている．

(英語) tennis elbow　×

○3　チェアーテストは上腕骨外側上顆障害の有無の鑑別に用いられる．

③ ᴱチェアーテストは肘関節伸展，前腕回内位でイスを持ち上げさせて<u>上腕骨外顆部</u>に疼痛が誘発されるかどうかをみる徒手検査法である．上腕骨外側上顆障害の有無の鑑別に用いられる．

(英語) chair test　○

…4.2　離断性骨軟骨炎ほか

○1　野球肘の病態に離断性骨軟骨炎が挙げられる．

① 一般的に，投球動作時の<u>外反位</u>強制によって，橈骨頭が<u>上腕骨小頭</u>に繰り返しストレスを加えられ，軟骨炎をきたしたものとされ，ᴱ<u>離断性骨軟骨炎</u>という．これは外側の傷害といえる．

(英語) osteochondritis dissecans　○

151

4.2 離断性骨軟骨炎ほか

●2 野球肘の損傷の分類で，X線上に初期変化がみられるものは第1度である．

② 野球肘は，症状の経過，自覚的・他覚的所見，X線所見で1～3度に分類される．X線所見では，第1度：X線上変化のないもの，第2度：X線上初期変化のみられるもの，第3度：<u>骨端軟骨層</u>の拡大，^E<u>関節遊離体</u>など明らかな変化を認めるもの，となっている．

(英 語) free bodies of joint

×

●3 肘内側側副靭帯で主に損傷をおこすのは横斜線維である．

③ 肘内側側副靭帯には<u>前斜線維</u>，後斜線維，横斜線維がある．その中で主に損傷をおこすのは前斜線維である．前斜線維は，帯状に内側上顆の基部から<u>鉤状突起</u>の直下に至る強い靭帯で，肘の全可動域で緊張し，肘の外転運動を制御している．

×

5．上肢の変形・腱損傷

●1 マーデルング変形では銃剣状変形を呈する．

① ^Eマーデルング変形は橈骨遠位端部尺側の発育障害による手関節部の変形であり，<u>思春期</u>の女性に好発する．<u>尺骨</u>の成長によって手は掌尺側に向かい，尺骨遠位端は背側に脱臼して，手関節部は<u>銃剣状変形</u>を呈する．

(英 語) Madelung's deformity

○

第7章 軟部組織損傷

問 題	解説と解答

○2 デュピュイトレン拘縮は手掌腱膜の拘縮が原因である．

② ᴱ¹⁾デュピュイトレン拘縮は，白人の中年以降の男性に多く，アジア人に少ない．²⁾手掌腱膜の瘢痕性拘縮で，進行性屈曲拘縮である．手指が伸展できなくなる．尺側に初発することが多い．MP 関節に次いで，PIP 関節が徐々に屈曲して完全伸展が制限されるが，DIP 関節には出現しない．手術適応である．原因は不明であるが，³⁾糖尿病，微小血栓，高度の喫煙などとの関連が論じられている．

(英 語) ① Dupuytren's contracture／② palmar aponeurosis／③ diabetes mellitus　○

○3 ド・ケルバン病は絞扼性神経障害に分類される．

③ 手関節伸筋区画の第１区画に走行している長母指外転筋と短母指伸筋の腱におこった狭窄性腱鞘炎をᴱド・ケルバン病という．中年の女性に多い．絞扼ではない．

(英 語) De Quervain disease　×

○4 ド・ケルバン病は長母指外転筋と短母指伸筋の腱鞘炎である．

④ 母指の橈側にある伸筋支帯の第１トンネルを通過する長母指外転筋，短母指伸筋が腱鞘滑膜内で反復した過剰な摩擦によって炎症をおこし，腱鞘炎をきたしたもの（ᴱ滑膜性腱鞘炎）である．このトンネルの出口で，これらの腱は手関節と母指の運動時に大きくその走行を変える．その繰り返しによって，同部に炎症が生じ，疼痛を引き起こすとされている．

(英 語) synovial tenosynovitis　○

第7章 軟部組織損傷

5 上肢の変形・腱損傷

問題	解説と解答
●5 フィンケルスタインテストはド・ケルバン病で陽性となる.	⑤ ^Eフィンケルスタインテストは，患者の母指を握るか，母指を手掌側に内転させて手をつかみ，手関節をすばやく尺屈させ，橈骨茎状突起部に疼痛が発現するかをみる徒手検査法である．ド・ケルバン病では陽性（疼痛発現）となる．

(英語) Finkelstein test

○

| ●6 ばね指（弾発指）は母指に多い. | ⑥ ^{E1)}ばね指（弾発指）とは，手指の靭帯性腱鞘に生じた²⁾狭窄性腱鞘炎である．女性に多く発症し，好発部位は母指，次いで中指・環指である．他の指，特に小指に発生することはまれである． |

(英語) ① snapping finger / ② stenosing tenosynovitis

○

| ●7 ばね指に対するテスト法にフィンケルスタインテストがある. | ⑦ フィンケルスタインテストは狭窄性腱鞘炎（ド・ケルバン病）に対する徒手検査法である．母指を手掌の中に握りこませ尺屈を強制する．このときに疼痛を誘発すれば陽性となる． |

×

| ●8 ばね指は中年女性と乳幼児の2つの好発年齢のピークがある. | ⑧ ばね指は手の屈筋腱が肥厚し靭帯性腱鞘のなかでの滑動が障害されるものである．好発年齢には乳幼児期と中年期の2つのピークが存在する．乳幼児期のものは圧倒的に母指に多く発生し，疼痛などを訴えることは少なく，母指IP関節が屈曲位を呈しているという両親の訴えにより来院することが多い．中年期の場合は女性に多く，好発部位は母指に加え，環指や小指にも発症する． |

○

問 題	解説と解答

○9 ヘバーデン結節は更年期を過ぎた女性に多くみられる.

⑨ ᴱヘバーデン結節は DIP 関節の変形性関節症である. 更年期を過ぎた女性に多く, 変形は末節骨基底部背側に発生する. PIP 関節に発生する変形性関節症はブシャール結節と呼び, ヘバーデン結節の20％に合併する.

(英語) Heberden nodes ○

○10 手指 PIP 関節の変形性関節症はブシャール結節と呼ぶ.

⑩ 手指の PIP 関節の変形性関節症をᴱブシャール結節と呼ぶが, DIP 関節に発症するヘバーデン結節に比べると発症頻度は少ない.

(英語) Bouchard nodes ○

○11 ボタン穴変形は PIP が過伸展, DIP が屈曲位に変形する.

⑪ ᴱ¹⁾ボタン穴変形は PIP 関節の正中索が断裂して発症する. PIP は屈曲, DIP は過伸展を呈する変形である. ²⁾関節リウマチや熱傷, 外傷に発生する.

(英語) ① button-hole deformity/ ② rheumatoid arthritis：RA ×

○12 PIP 関節屈曲, DIP 関節過伸展を呈する変形をスワンネック変形という.

⑫ ᴱスワンネック変形では DIP 関節屈曲, PIP 関節過伸展を呈し, 慢性関節リウマチや頸髄症などでみられる.

(英語) swan neck deformity ×

○13 イントリンシック・マイナス変形は MP 関節が伸展位をとる.

⑬ ᴱ¹⁾イントリンシック・マイナスとは手の固有筋（骨間筋, 虫様筋）が作用していない状態で, MP 関節伸展位, PIP, DIP 関節は屈曲位をとる. すなわち, 指伸筋が働いている状態である. よって, ²⁾エックストリンシック・プラス変形ともいえる.

(英語) ① intrinsic minus/ ② extrinsic plus ○

6. 上肢の神経障害

6.1 橈骨神経障害

○1 橈骨神経麻痺によって母指球の筋萎縮を発症する.

① E1)橈骨神経は手関節の背屈や肘伸展に関わる. 麻痺により下垂手や肘関節伸展減弱になる. 正中神経は2)母指球や前腕の屈側筋を支配すると同時に, 知覚は手掌橈側を支配する.

英語 ① radial nerve／② thenar eminence

参照事項 上肢と下肢の絞扼性神経障害 ☞ 176, 177頁参照

×

○2 泥酔して手枕で寝た後, 上肢に異変を感じた. このとき, 橈骨神経麻痺を疑う.

② 睡眠時にきたす麻痺として代表的なのに上肢では橈骨神経麻痺がある. これは, 上腕の外側(E1)橈骨神経溝)が枕などの圧迫によって障害されたものである. 睡眠麻痺ともいう. 主症状は2)下垂手である.

英語 ① radial nerve groove／② drop hand

○

○3 橈骨神経の知覚支配領域は全手背である.

③ 手背の知覚は橈骨神経・尺骨神経・正中神経によって支配されている.

参照事項 上肢と下肢の絞扼性神経障害 ☞ 176, 177頁参照

×

○4 後骨間神経は橈骨神経の運動枝である.

④ 後骨間神経は橈骨神経の純粋な運動枝である.

○

6.1 橈骨神経障害

●5 母指 IP 関節と示指 DIP 関節の屈曲不能をおこすのは後骨間神経の障害による．

⑤ 後骨間神経は，橈骨神経の深枝で回外筋を貫通した後，手の伸筋（指伸筋，尺側手根伸筋，長母指外転筋，長母指伸筋）を支配する．橈骨神経が回外筋部で絞扼されると（後骨間神経麻痺，また回外筋症候群ともいう），腕橈骨筋，長橈骨側手根伸筋は正常であるが，回外筋より遠位で麻痺を呈す．前骨間神経はE)正中神経の筋枝で，長母指屈筋，深指屈筋を支配する．

英語 median nerve ✕

6.2 正中神経障害

●1 ファーレンテストは正中神経知覚障害に対するテスト法である．

① E1)ファーレンテストとは，両手関節を掌屈して手背を互いに押しつけるテストで，約1分でしびれるようなら陽性とする．これは2)手根管症候群のテスト法であり，正中神経の圧迫症状を呈す．それ以外にも3)チネル徴候が参考になる．

英語 ① Phalen test / ② carpal tunnel syndrome: CTS / ③ Tinel's sign ○

●2 正中神経麻痺では祝祷（しゅくとう）肢位を呈することがある．

② 祝祷肢位を呈するのは正中神経麻痺である．深指屈筋は，橈側の2筋（示指，中指）が正中神経支配，尺側の2筋（環指，小指）が尺骨神経支配である．正中神経麻痺により，示指，中指は屈曲が不完全となる．この示指・中指の軽度屈曲，環指・小指の屈曲した肢位は祈祷する肢位に似ているため祝祷肢位と呼ばれる．

参照事項 上肢と下肢の絞扼性神経障害 ☞ 176, 177 頁参照 ○

6.2 正中神経障害

○3 前骨間神経麻痺のテスト法にパーフェクトオー試験がある．

③ 前骨間神経は<u>正中神経</u>の枝で長母指屈筋，深指屈筋，方形回内筋を支配する．正常であれば<u>長母指屈筋</u>，<u>深指屈筋の作用</u>で示指と母指にて完全なオーを作ることができる（パーフェクトオー）．しかし前骨間神経麻痺がある場合，上述の筋が機能しないので母指と示指で完全なオーを作ることができず涙型（^Eティアドロップ）となってしまう．

○

(英語) tear drop

参照事項 上肢と下肢の絞扼性神経障害 ☞ 176,177頁参照

○4 正中神経が絞扼されるポイントにギオン管がある．

④ 正中神経が絞扼されやすいポイントに<u>円回内筋</u>や手根管があり，絞扼により円回内筋症候群や<u>手根管</u>症候群を呈する．^E<u>ギオン管</u>は掌側手根靭帯と，<u>豆状骨</u>，尺側手根屈筋腱，屈筋腱膜，<u>有鉤骨鉤</u>で構成され，この中を<u>尺骨神経</u>，尺骨動脈が通過する．この部分の炎症やガングリオンなどで尺骨神経の障害が発症する（ギオン管症候群）．

×

(英語) Guyon canal

参照事項 上肢と下肢の絞扼性神経障害 ☞ 176,177頁参照

6.3 尺骨神経障害

○1 尺骨神経麻痺がおこると骨間筋の萎縮を認める．

① 骨間筋は純粋に^E<u>尺骨神経</u>のみに支配されているので，尺骨神経麻痺が発症すると骨間筋は萎縮を起こす．中手骨間のふくらみが消失するため視診で明らかとなる．

○

(英語) ulnar nerve

6.3 尺骨神経障害

Q2 正中神経麻痺がおこると母指内転筋の萎縮を認める．

② 母指内転筋は母指球筋の中で唯一，<u>尺骨神経</u>に単独で支配されている（正中神経支配と間違いやすいので注意）．よって正中神経麻痺では萎縮はおこらない．

×

Q3 尺骨神経麻痺の患者では手指の内転・外転力が低下する．

③ 手指の内転・外転を行う筋は<u>掌側・背側骨間筋</u>である．この筋は<u>尺骨神経</u>に単独で支配されているため，尺骨神経が麻痺すれば手指の内転・外転力は低下する．

○

Q4 フローマン徴候は尺骨神経支配の母指対立筋を調べるテストである．

④ ᴱフローマン徴候は<u>尺骨神経</u>麻痺時に認める徴候であり，尺骨神経支配の<u>母指内転筋</u>の働きをみる．術者は患者の母指と示指の間に紙を挟み，この紙を引き抜こうとする．簡単に引き抜けたり，母指の<u>IP 関節</u>を屈曲して紙を抜けないようにすれば陽性となる．母指 IP を曲げるのは<u>長母指屈筋</u>（正中神経支配）の作用を利用した代償である．

英　語 Froment sign

×

Q5 尺側手根屈筋は手根管を通過する．

⑤ 手根管を通過するものは<u>浅指屈筋腱</u>，深指屈筋腱，<u>橈側手根屈筋腱</u>，長母指屈筋腱，<u>正中神経</u>である．よって尺側手根屈筋腱と<u>長掌筋腱</u>は手根管を通過しない．

×

6.3 尺骨神経障害

○6 尺骨神経の絞扼ポイントに肘部管とギオン管がある．

⑥ ᴱ肘部管は上腕骨内顆後方の<u>尺骨神経溝</u>とその天井に張る線維性腱膜とで囲まれる部分をさし，この中を尺骨神経が通過する．尺骨神経絞扼の好発ポイントである．ギオン管は掌側手根靱帯と，豆状骨，尺側手根屈筋腱，屈筋腱膜，<u>有鉤骨鉤</u>で構成される管で，この中を尺骨神経，尺骨動脈が通過する．この部分も尺骨神経の絞扼ポイントである．

○

英語 cubital tunnel

参照事項 上肢と下肢の絞扼性神経障害 ☞ 176, 177頁参照

6.4 その他

○1 肩甲骨の肩甲切痕を通過する神経は長胸神経である．

① 肩甲切痕を通過する神経は<u>肩甲上神経</u>である．この神経は棘上筋，<u>棘下筋</u>を支配する．

×

○2 長胸神経麻痺では翼状肩甲を呈する．

② 長胸神経が障害されると前鋸筋が麻痺をおこす．<u>前鋸筋</u>には肩甲骨を胸郭へひきつける作用がある．前鋸筋が麻痺すると肩甲骨が胸郭から浮き上がってみえる．これをᴱ<u>翼状肩甲</u>という．

○

英語 winged scapula, scapula alata

○3 レイノー病は若い女性に好発する．

③ ᴱ¹⁾レイノー病は<u>寒冷刺激</u>などによって<u>血管</u>が攣縮し手指が蒼白となり ²⁾<u>チアノーゼ</u>を呈する疾患で，若い<u>女性</u>に好発する．

○

英語 ① Raynaud disease / ② cyanosis

第7章 軟部組織損傷

7. 股関節・大腿部

7.1 股関節損傷

問1 股関節外転位拘縮がある症例では両下肢を平行にそろえると健側の下肢が長くみえる．

① 股関節外転位拘縮では両下肢を平行にそろえると患側の下肢が長くみえる．しかし下肢の短縮はないため，棘果長は左右等長である（仮性延長）．

×

問2 股関節外転位拘縮では通常，患側の骨盤が下がっている．

② 股関節外転位拘縮では，患側の骨盤を下げて外転拘縮を補っている．

○

問3 内側広筋が短縮すると尻上がり現象をおこす．

③ 尻上がり現象とは，股関節屈曲位拘縮がある場合，腹臥位で患側の膝関節を屈曲していくと殿部が浮き上がってくる現象をいう．下前腸骨棘に起始する大腿直筋に短縮があると，骨盤を前傾させて起始と停止を近づけ，大腿直筋の短縮を補おうとするものである．

×

問4 トーマステストは股関節の屈曲拘縮をみるテストである

④ 背臥位で健側の股・膝関節を屈曲すると，腸腰筋の短縮によって患側の下肢が引き上げられ，床（ベッド）から浮き上がる現象をいう．

○

第7章 軟部組織損傷

7.1 股関節損傷

問題

○5 ばね股は梨状筋が原因で軋音が生じると考えられている．

解説と解答

⑤ ばね股は[E1)]弾発股ともいわれ，[2)]腸脛靭帯が大転子部分で肥厚したために股関節屈伸時に大転子とすれて軋音や痛みを生じるようになったものである．

英語 ① snapping hip／② iliotibial band ×

○6 梨状筋が坐骨神経を絞扼し，根性坐骨神経痛と同様な痛みを生ずる場合を梨状筋症候群という．

⑥ [E1)]梨状筋症候群は比較的まれな疾患であるが，[2)]腰椎椎間板ヘルニアとの鑑別のため，知らなければいけない疾患である．問いのとおりである．

英語 ① piriformis syndrome／② lumbar disk herniation ○

参照事項 上肢と下肢の絞扼性神経障害 ☞ 176, 177頁参照

参照事項

■リーメンビューゲル装具

リーメンビューゲル装具

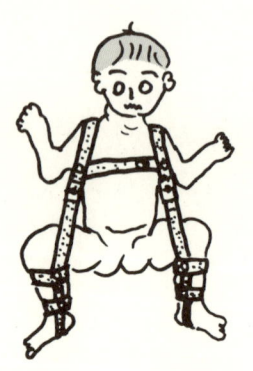

第 7 章　軟部組織損傷

　　　　　　　　　問　題　　　　　　　解説と解答

7.1　股関節損傷

○7　大腿骨頭すべり症の治療装具にリーメンビューゲル装具がある．

⑦　先天性股関節脱臼に対する治療法として，一般的に装具療法が用いられ，^Eリーメンビューゲル装具はその代表的な装具である．

（英語）Riemenbügel

参照事項　リーメンビューゲル装具　☞ 162頁参照

○8　大腿骨頭すべり症は思春期の女性に多い疾患である．

⑧　大腿骨頭すべり症は骨端部が後内方へ転位する疾患で，思春期の男性に好発する．原因は不明であるが，成長ホルモンなど内分泌異常が原因と考えられている．

○9　単純性関節炎は小児の肩関節に多い．

⑨　単純性関節炎は一過性に発症する原因不明の関節炎である．小児の股関節に好発するため単純性股関節炎，一過性股関節炎という．1〜2週間の経過観察にて症状が緩解するため，^{E1)}経過観察股とも呼ばれる．予後は良好であるが，²⁾ペルテス病と症状が類似するため，鑑別は重要である．

（英語）① observation hip / ② Perthes disease

○10　特発性大腿骨頭壊死は成人の男性に多い．

⑩　特発性大腿骨頭壊死は，成人の大腿骨頭の血流障害が生じ大腿骨頭が壊死をおこす疾患である．男性に多く，原因は明らかとされてないが，ステロイド投与者やアルコール中毒患者との関連が注目されている．

7.2 大腿部損傷

1 肉離れで,触診によって筋肉内に陥凹部を触れるのは第Ⅱ度損傷である.

① 肉離れで,触診によって筋肉内に陥凹部を触れるのは第Ⅲ度損傷である.

×

2 大腿四頭筋の中で,肉離れをおこしやすいのは大腿直筋である.

② 大腿四頭筋の中で,肉離れをおこしやすいのは,大腿直筋と中間広筋である.

○

3 大腿四頭筋の肉離れは内側広筋に好発する.

③ スポーツ外傷に発生する肉離れは,急激な筋の収縮で発生することが多い.大腿四頭筋では大腿直筋に多くみられる.受傷直後に逃避性の^E膝くずれ現象がみられることがある.Ⅰ・Ⅱ度を不全断裂,Ⅲ度を完全断裂と分類する.Ⅰ度では,筋線維の損傷程度も少なく,後遺症はない.

英語 giving way

×

8. 膝関節

8.1 側副靱帯損傷

1 膝関節部の損傷で最も多いのは内側側副靱帯損傷である.

① 膝損傷として,外反を強制されることで内側側副靱帯損傷が,また,スポーツ外傷として前十字靱帯断裂が多く発生する.

○

8.1 側副靱帯損傷

○2 内側側副靱帯損傷は，下腿の内旋および大腿の外旋に膝関節に内反（内転）力が加わり発生する．

② 内側側副靱帯損傷はその線維の走行により，膝関節の<u>外反制限</u>と下腿の<u>外旋制限</u>の働きをもつ．よって損傷外力は下腿の外旋，大腿の内旋に加えて膝関節に外反力が強制されて損傷をおこす．問題の下腿の内旋，大腿の外旋，膝関節の内反（内転）力が加われば<u>外側側副靱帯</u>を損傷しやすい．

×

○3 アプレイ・ディストラクションテストは側副靱帯損傷に対するテスト法である．

③ ᴱアプレイ・ディストラクションテストは<u>側副靱帯損傷</u>に対するテスト法である．腹臥位，膝90°屈曲位で，患者の足部を持ち上げる．このとき内側に痛みを誘発すれば<u>内側側副靱帯</u>，外側に痛みを誘発すれば<u>外側側副靱帯</u>の損傷を示唆する．

(英語) Apley distruction test

○

○4 不幸の三徴候とは，内側側副靱帯損傷，内側半月板損傷，膝蓋骨骨折の複合損傷である．

④ 不幸の三徴候とは，内側側副靱帯損傷，<u>内側半月板損傷</u>，前十字靱帯損傷の3つの損傷が重なったものをいう．現在では手術が進歩したため，不幸の三徴候でも前十字靱帯損傷と同程度の期間で復帰できることもある．

×

8.2 前・後十字靭帯損傷

1 前十字靭帯は脛骨に対して大腿骨の前方への移動を制限する．

① ᴱ前十字靭帯は<u>脛骨前顆間窩</u>から大腿骨<u>外側</u>顆内面に張る靭帯で，大腿骨に対して<u>脛骨</u>が前方へ移動するのを制限する．脛骨の<u>内旋</u>も制限する．

英語 anterior cruciate ligament：ACL ×

2 スキーで転倒する際に膝がくずれるような感覚と断裂音を自覚した．最も考えられる疾患は膝蓋腱断裂である．

② 一般的にスポーツ中や転倒時に膝くずれを自覚したら<u>前十字靭帯損傷</u>を最も疑う．この場合ᴱポップ音（断裂音）も自覚しているので前十字靭帯断裂が最も考えられる．靭帯が断裂するときに患者自身が感じる音がポップ音である．

英語 pop ×

3 前十字靭帯損傷には膝くずれ現象がみられる．

③ 膝くずれ現象は<u>giving way</u>といわれ，急激に膝関節が屈曲する不安定な状態の現象をいい，習慣性膝蓋骨脱臼，<u>前十字靭帯損傷</u>，大腿四頭筋萎縮などでみられる．習慣性膝蓋骨脱臼ではQ角の大きい，膝蓋骨が外側に移動しやすい人に発生し，<u>大腿四頭筋</u>の正常な働きが不可能なことによる．前十字靭帯損傷では，ᴱ<u>軸回旋</u>時に膝関節がずれて大腿四頭筋の正常な作動が消失し，また膝前後方向の不安定性を呈するためである．大腿四頭筋萎縮では不十分な伸展力による．

英語 pivot ○

8.2 前・後十字靭帯損傷

○4 膝関節で，前方引き出しテストとNテストは同じ結果を得る．

④ いずれも，<u>前十字靭帯断裂</u>がある場合，脛骨の前方移動が観察され，同じ結果を得ることになる．

○

○5 前十字靭帯損傷の急性期に最も施行しやすいテスト法はラックマンテストである．

⑤ 前十字靭帯損傷受傷直後に行うテスト法としてE1)<u>ラックマンテスト</u>が用いられる．2)<u>Nテスト</u>や3)前方引き出しテストは膝の強い屈曲や回旋を強いるので，急性期には適切とはいえない．

英語 ① Lachman test/ ② Nakajima test/ ③ anterior drawer test

○

○6 前十字靭帯は完全に断裂しても自然治癒する．

⑥ 膝関節内側側副靭帯は動物実験で自然治癒が証明されているが，前十字靭帯は<u>関節内靭帯</u>のため，完全に断裂すると血行が遮断され血腫形成が困難となるため，修復能はきわめて低い．

×

○7 後十字靭帯損傷ではサギングが陽性となる．

⑦ E1)後十字靭帯は脛骨の<u>後方移動</u>を制限するため，後十字靭帯が断裂すると，仰臥位で股関節，膝関節を90°に屈曲し，側方からみると脛骨が後方へ落ち込んでいる所見を示す．これを2)<u>後方サギング</u>または単に<u>サギング</u>という．後十字靭帯損傷の特徴的な所見である．

英語 ① posterior cruciate ligament：PCL/ ② posterior sagging

○

8.2 前・後十字靭帯損傷

○8 脛骨粗面部の擦過傷があれば，前十字靭帯損傷を念頭に入れておく．

⑧ 脛骨粗面部の擦過傷があれば脛骨を後方へ押す外力が働いていることが予測できる．このため後十字靭帯の損傷を疑い，診断を進める．

×

8.3 半月板損傷・ベーカー嚢腫

○1 半月板損傷は保存療法では修復されない．

① 半月板辺縁部は血行が確認されているので，辺縁部の外周辺，辺縁裂離損傷であれば，安静・固定によって保存的に修復可能な場合もある．

×

○2 円板状半月板は内側半月板に認めることがある．

② [E]円板状半月板は半月板の形態異常の一つで，正常の半月板のように中心部に孔が開いておらず，円板状を呈している．外側半月板に存在することが大部分である．円板状半月板は正常半月板よりも厚く，大きく，凹凸があることが多いためストレスを受けやすく，損傷をおこしやすい．弾撥音や伸展制限の原因となることもある．

×

英語 discoid type meniscus

8.3 半月板損傷・ベーカー嚢腫

問3 スタインマンⅠ・Ⅱ徴候は膝の半月板損傷に対する徒手検査である．

③ ᴱ¹⁾スタインマンⅠは腹臥位・膝屈曲位にて下腿の内・外旋を行う．内旋で外側裂隙に痛みを誘発すると²⁾外側半月板，外旋で内側裂隙に痛みを誘発すると³⁾内側半月板の損傷を示唆する．スタインマンⅡは膝を伸展位から屈曲していくと圧痛点が後方へ移動していく徴候である．

英語 ① Steinmann/ ② lateral meniscus/ ③ medial meniscus ○

問4 マックマレーテストは半月板損傷に対する徒手検査である．

④ ᴱマックマレーテストは最もよく知れた半月板損傷に対する徒手検査法である．膝関節を深く屈曲し，さらに回旋を加え，クリック音や疼痛の有無をみる．ただし，急性期の痛みの強い症例にこのテスト法を用いることは難しい．

英語 McMurray test ○

問5 アプレイ・グラインディングテストは，半月板損傷に対するスタインマンⅡに類似したテスト法である．

⑤ ᴱアプレイ・グラインディングテストは半月板に対するテスト法でスタインマンⅠテストに類似する．しかし，スタイマンⅡは膝屈曲における圧痛点の後方移動をみるものであり，類似しない．

英語 Apley grinding test ×

問6 膝関節の内側半月板辺縁部損傷は後十字靭帯損傷との合併が多い．

⑥ 内側半月板辺縁部損傷では，それに関連した内側側副靭帯や前十字靭帯の損傷を合併することが多い．膝関節屈曲で下腿の回旋が強制された場合に発生しやすい．

×

8.3 半月板損傷・ベーカー嚢腫

Q7 ベーカー嚢腫は股関節に生じた滑液包炎である．

⑦ E1) ベーカー嚢腫は<u>膝窩</u>に生じた²⁾<u>滑液包炎</u>である．とくに腓腹筋と半膜様筋の間にある滑液包が炎症をおこし膨隆したものである．疼痛を訴えることは少ないが，膨隆が大きくなり膝関節屈曲，伸展の制限を生じることがある．

×

英 語 ① Baker's cyst/ ② bursitis

9．下腿部

9.1 腓骨神経麻痺・腓腹筋肉離れ

Q1 椅子に座り，足を組んでギターを弾いた後，下肢に異変を感じたとき，脛骨神経麻痺を疑う．

① 足を組むと，腓骨頭下端で<u>総腓骨神経</u>が圧迫される．異変には，足関節の<u>背屈</u>不能，外反不能が考えられる．

×

Q2 腓骨神経がギプスなどで圧迫を受けやすい部位は外果部である．

② 総腓骨神経は<u>腓骨頭</u>の下端を後方から前方へまわる．この部分で腓骨神経は腓骨と薄い皮膚の間を通過するために，ギプスなどにより圧迫を受けやすい．

×

Q3 腓骨神経が麻痺をおこすと下垂足を呈する．

③ 腓骨神経は浅腓骨神経と<u>深腓骨神経</u>に枝分かれするが，特に深腓骨神経は<u>前脛骨筋</u>や総指伸筋など<u>足関節背屈筋</u>を支配する．よってこの神経が麻痺すれば，足関節背屈力が失われ<u>下垂足</u>を呈するようになる．

○

9.1 腓骨神経麻痺・腓腹筋肉離れ

4 肉離れの好発部位は下腿後面の内・外側中央である．

④ ᴱ肉離れは，下腿の筋腹に発生しやすく，いずれも筋の中央といえる．

英語 strain

○

5 下腿部の肉離れはヒラメ筋に最も多い．

⑤ 下腿部の肉離れは単関節筋であるヒラメ筋よりも2関節筋である腓腹筋に多い．陸上などでのスタートダッシュ時に多く発生する．

×

9.2 コンパートメント症候群・シンスプリント

1 下腿のコンパートメントは3つのコンパートメントに分けられる．

① 下腿のᴱコンパートメントは前区画・外側区画・浅後区画・深後区画の4つに分けられている．コンパートメント症候群は区画症候群ともいわれ，骨・筋膜・骨間膜・筋間中隔に囲まれた筋区画の内圧が何らかの原因で上昇し，細動脈が閉塞することにより，筋・神経組織が阻血性壊死をおこすものである．コンパートメント症候群をおこしやすい部位は前区画である．

英語 compartment

×

2 急性コンパートメント症候群は打撲によっても発症する．

② 下腿のコンパートメントは4つあり，その中でも前区画に一番多く発症する．原因としては，外傷，血管損傷，阻血，打撲などがあり，コンパートメント内圧が上昇し，完成すると筋壊死などが発生し，重大な後遺障害を残すこととなる．

○

9.2 コンパートメント症候群・シンスプリント

問3 下腿のコンパートメント症候群では，安静時には，疼痛が消失する．

③ 本症は<u>筋内出血</u>，浮腫，絞扼によって<u>区画内圧</u>の上昇から発症する．症状は内圧上昇による自発痛，動脈血流の減少から，組織の血行障害をきたし，神経障害や<u>筋壊死</u>に至る．疼痛は時間とともに増強する．

×

問4 コンパートメント症候群の特徴的な症状として，他動的に罹患筋を短縮させると疼痛が増悪する．

④ コンパートメント症候群の症状として<u>発赤</u>，腫脹，<u>疼痛</u>，<u>夜間痛</u>，圧痛，硬結が認められる．このうち<u>疼痛</u>は最も多く認められる症状で，時間とともに増強する．また，罹患筋の[E1]自動運動と 2)<u>他動的伸長</u>による痛みは特徴的な症状である．

英語 ① active exercise / ② passive stretch

×

問5 コンパートメント症候群の処置として患肢を心臓より高く挙上する．

⑤ 患肢の挙上を行うと動脈圧を下げ，<u>動・静脈圧</u>の差が減少してしまうので禁忌である．患肢は<u>心臓</u>と同じ高さにするのが良い．

×

問6 シンスプリントの好発部位は下腿内側中央である．

⑥ [E]シンスプリントは過労性脛部痛ともいい，下腿内側の<u>脛骨部</u>に張力がかかって骨膜に炎症を生じたものである．解剖学的には<u>ヒラメ筋</u>が表在するあたりといえる．

英語 shin splints

○

9.3 アキレス腱断裂

問1 アキレス腱断裂は後方から棒で叩かれるなどの直達外力で発症することが多い．

① 直達外力によるアキレス腱断裂もあるが，大部分は急激にアキレス腱が伸張されるような介達外力によって発症する．また，アキレス腱断裂の背景にアキレス腱の変性が基因となっている．

(英語) achilles tendon rupture ×

問2 アキレス腱断裂の陳旧例では，歩行時に下腿三頭筋筋腹に疼痛が出現する．

② 歩行において，アキレス腱断裂の陳旧例では足底屈筋の筋力低下は認められるが，下腿三頭筋筋腹に疼痛が出現することはない．立位荷重では踵を浮かすことは不可能である．

×

問3 トンプソンテストが陽性の場合，アキレス腱断裂を疑う．

③ アキレス腱断裂ではトンプソンテストは陽性となる．方法は，腹臥位，膝90°屈曲位で下腿三頭筋の筋腹をつかむ．健側では足関節の底屈がみられるが，断裂があると底屈しない．

(英語) Thompson test ○

問4 アキレス腱完全断裂では足関節の底屈ができない．

④ アキレス腱断裂がおきても，趾屈筋群の働きによって底屈は可能であるが，つま先立ち歩行はできない．

(英語) toe gait ×

問5 アキレス腱断裂に対する固定肢位は足関節背屈位，膝関節伸展位とする．

⑤ アキレス腱断裂に対する固定肢位は，足関節底屈位，膝関節軽度屈曲位として腓腹筋の緊張を緩めた肢位である．

×

10. 足　部

10.1 足関節捻挫

1　内反捻挫でまず損傷される靭帯は踵腓靭帯である．

① 内反捻挫により損傷される靭帯は，まず①前距腓靭帯，②踵腓靭帯，③後距腓靭帯，④骨間靭帯であり，次第に損傷範囲が広がり，足関節の不安定性が強くなる．

×

2　足関節の外反捻挫では，前距腓靭帯がまず損傷する．

② 外反捻挫では，まず内側の三角靭帯が損傷され，次いで外力が腓骨を外側に押すことで前脛腓靭帯が損傷される．

×

3　足関節内返し損傷では，前距腓靭帯断裂をみることがなくても，靭帯付着部裂離骨折を生ずることがある．

③ 小児では，足関節の内返し損傷で外側靭帯実質部が断裂することは少なく，靭帯付着部で裂離骨折を生じることが多い．

○

4　前距腓靭帯断裂では足部の外反強制で足関節外側の疼痛が増強する．

④ 前距腓靭帯断裂の検査では，足関節内反強制によって足外側に運動痛，圧痛を認める．また腓骨外果下端に離開を認め，この部位に皮下出血斑が出現する．

×

5　足関節内反捻挫の再発予防で強化・促通を必要とする筋は前脛骨筋である．

⑤ 足関節の内返し（捻挫の発生方向）に対して足関節を外反方向に誘導する作用を持つ筋は長・短腓骨筋である．

×

第7章 軟部組織損傷

…10.2 足根管症候群・その他…

問1 足根管を通過する神経は深腓骨神経である．

① ᴱ足根管とは，脛骨内果後下方の足根骨と屈筋支帯に囲まれた空間のことである．この足根管を通過するものは脛骨神経，後脛骨動・静脈，長母指屈筋腱，長指屈筋腱，後脛骨筋である．

英語 tarsal tunnel ×

問2 足根管症候群は外果後方の長腓骨筋にも症状が現れる．

② 足根管の中を通過する神経，血管，腱の絞扼によって足底部から足指にかけて放散痛，知覚障害を訴える（足根管症候群）．よって外果後方には症状がみられない．この足根管症候群をᴱ絞扼性神経障害という．チネル徴候が陽性となる．

英語 entrapment neuropathy ×

参照事項 上肢と下肢の絞扼性神経障害 ☞ 176, 177頁参照

問3 足根管症候群では足背部のしびれや知覚鈍麻を訴える．

③ ᴱ足根管症候群では脛骨神経（内側・外側足底神経，踵骨枝）の支配領域に障害をもたらすため，足底部に知覚鈍麻やしびれなどを訴える．

英語 tarsal tunnel syndrome ×

問4 外脛骨はリスフラン関節傷害との鑑別が重要である．

④ 過剰骨として発生頻度が最も高い外脛骨では，10〜15歳時にスポーツを原因として，足舟状骨の内側（後脛骨筋腱内）に疼痛を訴える．部位としては，距舟関節（ᴱショパール関節）の内側面であるため，関節痛との鑑別が求められる．

英語 Chopart's joint ×

第7章 軟部組織損傷

問　題　　　解説と解答

参照事項

■上肢と下肢の絞扼性神経障害

	疾患名	絞扼神経名	絞扼部位	特徴	テスト法
上肢帯・上肢	胸郭出口症候群	腕神経叢	前・中斜角筋間頸肋鎖骨下	頸部から上肢のしびれ感	アドソンテストイートンテストライトテスト
	後骨間神経症候群	後骨間神経(橈骨神経の枝)	フロース(Frohse)のアーケード	長・短橈側手根伸筋は麻痺を免れている．手指伸展不能(ドロップ・フィンガー)	チネル徴候中指伸展テスト回外テスト
	橈骨神経絞扼	橈骨神経	フロースのアーケード	下垂手	チネル徴候
	肘部管症候群	尺骨神経	尺骨神経溝	小指と環指(尺側半)の知覚異常，筋萎縮(骨間筋，母指内転筋)	フローマン徴候チネル徴候
	ギオン管症候群	尺骨神経	ギオン管(豆状骨橈側)	小指と環指(尺側半)の知覚異常，筋萎縮(骨間筋，母指内転筋)	フローマン徴候チネル徴候
	前骨間神経麻痺	前骨間神経(正中神経の運動枝)	はっきりしていない	長母指屈筋，深指屈筋，方形回内筋が麻痺する．	パーフェクト・オー試験，ティアドロップ・サイン
	手根管症候群	正中神経	手根管	第1・2・3指および環指の橈側半	ファーレンテストチネル徴候
下肢帯・下肢	知覚異常性大腿痛症	外側大腿皮神経	上前腸骨棘(鼠径靭帯の下)	大腿外側の知覚異常	チネル徴候
	梨状筋症候群	坐骨神経	梨状筋下孔	坐骨神経痛	
	ハンター管症候群	伏在神経	内転筋管(ハンター管)	膝・下腿の内側の知覚異常	チネル徴候
	足根管症候群	脛骨神経	足根管	足底の知覚異常	チネル徴候
	モートン病	総底側趾神経	第3・4中足骨頭間	第3・4指対向面	チネル徴候

第7章 軟部組織損傷

問 題 　　解説と解答

■上肢の神経障害／モートン病

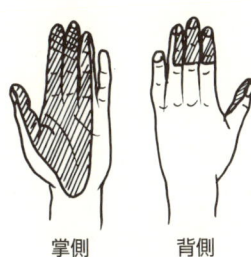

掌側　背側
正中神経

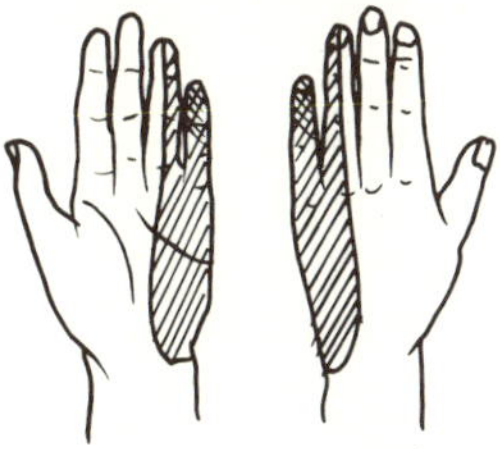

祝祷肢位

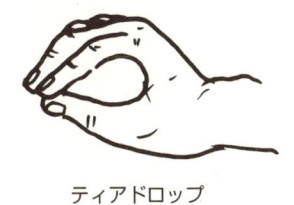

掌側　背側
尺骨神経

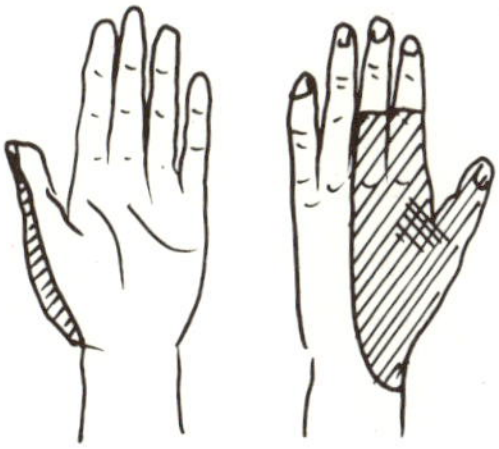

ティアドロップ

掌側　背側
橈骨神経

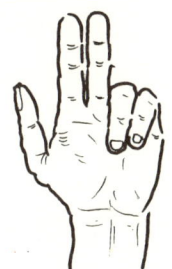

絞扼部位

内・外側
足底神経

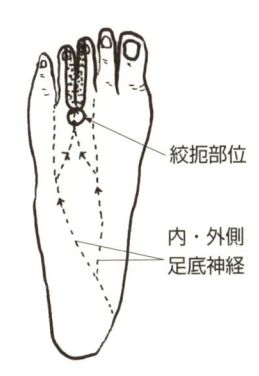

モートン病

第7章 軟部組織損傷

10.2 足根管症候群・その他

5 モートン病は男性に多い．

⑤ ᴱモートン病は第3・4中足骨頭間で神経が絞扼される疾患である．中年以降の女性に好発する．症状は絞扼された趾神経が支配する第3，4趾間のしびれ感や第3，4中足骨頭部の疼痛である．この部位にチネル徴候を認めることが多い．ハイヒールなどのきつい靴を履くと疼痛が出現し，靴をぬぐとその痛みがやわらぐ．

(英語) Morton's disease

参照事項 上肢と下肢の絞扼性神経障害 ☞ 176, 177頁参照

×

6 バニオンは外反母趾の合併症である．

⑥ 外反母趾の合併症としてᴱバニオンがある．バニオンとは，第1 MP関節内側部の滑液包炎である．そのほか足底部に認める胼胝（べんち）が特徴的な合併症である．胼胝とは，繰り返される外力による上皮角質層の限局性肥厚である．

(英語) bunion

○

7 足趾の変形でMP関節が伸展，PIP関節が屈曲，DIP関節が伸展しているものをハンマー趾と呼ぶ．

⑦ MP関節が伸展，PIP関節が屈曲，DIP関節が伸展しているものをᴱ¹⁾ハンマー趾と呼び，DIP関節に限って屈曲変形を生じている状態のものは²⁾マレット趾と呼んでいる．ともに中年以後の女性に好発し，ハイヒールや先の細い靴が原因となることが多い．

(英語) ① hammer toe / ② mallet toe

○

第8章 その他の整形外科的疾患

問題　　　　解説と解答

1. 全身の骨・軟部疾患

1.1 先天性骨系統疾患

1　軟骨無形成症は均整のとれた小人症を呈する．

① 軟骨無形成症は内軟骨性骨化の障害で，そのために四肢の骨端線に障害がおこり，体幹に比して四肢の短い小人症を呈する．四肢短縮型の小人症である．また，顔面骨にも障害がおこり，前額の突出，鞍鼻などを呈する．遺伝形式は常染色体優性遺伝を示す．

×

参照事項 骨系統疾患と代謝性疾患 ☞190, 191頁参照

2　軟骨無形成症は常染色体優性遺伝である．

② 軟骨無形成症は常染色体優性遺伝の形式を呈し，外見上，四肢短縮型小人症や前額部突出，鞍鼻などを特徴とする．

○

179

1.1 先天性骨系統疾患

○3 モルキオ症候群（病）は常染色体優性遺伝である．

③ ᴱモルキオ症候群（病）はムコ多糖症の一種であり，常染色体劣性遺伝を呈する．小人症タイプとしては四肢に比して体幹短縮型小人症である．

(英語) Morquio's syndrome　　×

参照事項 骨系統疾患と代謝性疾患 ☞190,191頁参照

○4 骨形成不全症では病的骨折をおこすことは少ない．

④ 骨形成不全症はコラーゲンの合成過程の障害によるが，膜性骨化の障害をおこし，長管骨骨幹部の横径成長が障害され骨は脆弱となり易骨折性となる．そのほか特徴的な症状に青色強膜や難聴がある．

参照事項 骨系統疾患と代謝性疾患 ☞190,191頁参照　×

○5 骨ページェット病は日本に多い疾患である．

⑤ 骨ᴱページェット病は変形性骨炎ともいわれ，常染色体優性遺伝を示す．骨吸収（透明像）と骨形成（骨硬化像）が繰り返され，組織学的にモザイク構造を示す．欧米に多い疾患であり，アジア人には少ない．

(英語) Paget disease　　×

参照事項 骨系統疾患と代謝性疾患 ☞190,191頁参照

○6 大理石病では，骨芽細胞の機能不全がおこる．

⑥ 大理石病では破骨細胞の機能不全がおこり，そのため骨の吸収が障害され骨硬化像を呈するようになる．骨は硬くなるように思われるが，実際は脆弱となり易骨折性を呈する．

参照事項 骨系統疾患と代謝性疾患 ☞190,191頁参照　×

…1.2 側　弯

Q1 側弯症の中で最も多いものは先天性側弯症である．

① E1) 側弯症とは脊柱が前額面で左右のどちらかに弯曲するものをいう．側弯症の原因は様々であるが，その中でも 2) 特発性側弯症が最も多く70〜80％を占める．

英語 ① scoliosis / ② idiopathic scoliosis

×

Q2 特発性側弯症は，乳幼児期型，幼児型，思春期型の3つに分類される．

② 特発性側弯はその発症時期により乳幼児期型，幼児型，思春期型の3つに分類される．乳幼児期型は男児に多く，左カーブを呈することが多い．幼児型は特に性差はなく，右カーブが多い．思春期型は大部分は女児で，右カーブを呈することが多い．

○

Q3 特発性側弯症における肋骨隆起をみるときは，直立位よりも前屈位のほうが明らかである．

③ E 肋骨隆起は構築性側弯と非構築性側弯を鑑別する所見である．構築性の側弯では，前屈位をとらせると側弯カーブの凸側が隆起する．これを肋骨隆起という．脊椎の構造異常を認めない非構築性側弯では肋骨隆起は認めない．痛みや姿勢の悪さなどが側弯の原因とされる．

英語 rib hump

○

第8章 その他の整形外科的疾患

| 問　題 | 解説と解答 |

1.2 側　弯

○4　脊椎の成長度は橈骨の骨端核の癒合程度と一致し，側弯の進行予測に用いる．

④ 脊柱の成長度は<u>腸骨</u>の骨端核の癒合時期と一致する．これを利用して脊柱の成長の終了時期を予測するのが^{E)}<u>リッサー法</u>である．側弯症の患者では，脊柱の成長がおこっている期間は側弯度は進行する．

(英語) Risser　　　　　　　　　　　　　×

○5　側弯症の装具にミルウォーキーブレースがある．

⑤ 側弯症に対する装具では，^{E1)}アンダーアームブレースや²⁾<u>ミルウォーキーブレース</u>などが有名である．アンダーアームブレースは側弯の頂椎がTh 8，9以下のものに，それ以上のものにはミルウォーキーブレースを施行する．

(英語) ① underarm brace / ② Milwaukee brace　　○

1.3 脊椎カリエス・強直性脊椎炎

○1　脊椎カリエスは結核が原因である．

① ^{E1)}脊椎カリエスは結核菌の骨感染であるため，<u>ツベルクリン反応</u>は陽性となる．多くは肺結核からの感染である．²⁾結核性脊椎炎とも呼ばれる．

(英語) ① spinal caries / ② tuberculous spondylitis　　○

第8章 その他の整形外科的疾患

問　題	解説と解答

1.3 脊椎カリエス・強直性脊椎炎

● 2 脊椎カリエスでは沈下膿瘍を呈することがある．

② 結核の膿瘍は冷膿瘍，沈下膿瘍，あるいは流注膿瘍などと呼ばれる．炎症反応に乏しいことから冷膿瘍と呼ばれ，脊椎カリエスで発生した膿は骨盤のほうへ沈下していくため，沈下膿瘍，流注膿瘍と呼ばれる．

○

● 3 強直性脊椎炎は女性に多い．

③ [E1]強直性脊椎炎は男性に多く，20代に好発する．靱帯付着部に炎症をおこし，関節は次第に強直する．初発症状は[2)]仙腸関節に発生することが多く，脊椎では竹節状脊椎を呈することで有名である．そのほか血液生化学検査ではHLA-B27抗原が陽性，リウマチ因子は陰性，血沈（赤血球沈降速度）は亢進する．

（英　語）① ankylosing spondylitis：AS/ ② sacroiliac articulation

×

● 4 強直性脊椎炎では白血球にHLA－B27抗原を持つものが多い．

④ HLA-B27抗原は強直性脊椎炎に特徴的検査所見である．

○

● 5 強直性脊椎炎では脊椎の不撓性を認める．

⑤ 強直性脊椎炎では[E1]竹節状脊椎を呈する．脊椎は次第に[2)]強直し不撓となる（不撓性とは動きがないあるいは少ないという意である）．

（英　語）① bamboo spine/ ② ankylosis

○

第8章 その他の整形外科的疾患

| 問題 | 解説と解答 |

…1.4 脊椎分離症・椎間板ヘルニアほか

1 脊椎分離症は，棘突起が分離する疾患である．

① [E]脊椎分離症の好発部位は腰椎であり，特に第5腰椎，第4腰椎に多い．脊椎の上・下関節突起間に分離が生じる．脊椎分離症の原因は小学生から中学生にかけて行う激しい運動によっておこった疲労骨折の遷延治癒，あるいは偽関節であると考えられている．

(英語) spondylolysis

×

2 脊椎分離・すべり症では棘突起部に階段状変形を認める．

② 脊椎分離症では階段状変形はおこさないが，すべりが加わると階段状変形を呈する．

○

3 頸椎椎間板ヘルニアは小児におこしやすい．

③ 年代的にみると頸椎[E]椎間板ヘルニアは30歳以降に多く，腰椎椎間板ヘルニアは20代に多い．

(英語) disk herniation

×

4 頸椎椎間板ヘルニアの好発部位は第4, 5, 6椎間に多い．

④ 頸椎椎間板ヘルニアは30歳以降に多く発症し，好発部位は第5～6頸椎（C5-6），第4～5頸椎（C4-5）間である．検査法として，[E1]ジャクソンテスト，[2)]スパーリングテストなどがある．ちなみに腰椎椎間板ヘルニアでは第4～5腰椎（L4-5）間，第5腰椎～第1仙椎（L5-S1）間が多い．

(英語) ① Jackson's test / ② spurling test

○

第8章 その他の整形外科的疾患

1.4 脊椎分離症・椎間板ヘルニアほか

問5 頸椎椎間板ヘルニアでは上肢にしびれなどの愁訴を訴える．

⑤ 腕神経叢を構成している神経根はC5-Th1である．大部分の頸椎椎間板ヘルニアはC5-6，C4-5頸椎で神経根が圧迫される．このため，上肢にしびれや筋力低下などが発生する．

○

問6 ブラガードテストは頸椎椎間板ヘルニアに対するテスト法である．

⑥ ᴱブラガードテストはSLRテストと同じ神経根伸張テストの一種であり，腰椎椎間板ヘルニア症状を有する患者に対して施行する．仰臥位にて患側下肢を伸展位のまま挙上していき，放散痛などの症状を誘発させる．症状が誘発された肢位から挙上角度を少し下げ，誘発症状を消失させる．その肢位からさらに足関節の背屈を行う．このとき，再び症状が誘発されれば陽性所見とする．

(英語) Bragard test

×

問7 ボウストリングテストは神経根伸張テストの一方法である．

⑦ ᴱボウストリングテストも神経根伸張テストの一種であり，腰椎椎間板ヘルニアを有する患者に施行する．仰臥位にて患側下肢を伸展位のまま挙上していき，膝関節を軽度屈曲（約20°）する．この肢位にて検者は両母指で膝窩部を圧迫し症状を誘発することができれば陽性所見となる．

(英語) bowstring test

○

1.4 脊椎分離症・椎間板ヘルニアほか

●8 腰椎椎間板ヘルニアに対するテスト法にはSLR, FNS, ブラガードテストなどがある.

⑧ 腰椎椎間板ヘルニアに対するテスト法は種々あるが, その中でも最も有名なものは坐骨神経を伸張させる[E1]<u>SLRテスト</u>である. その変法として, ブラガードテスト, ボウストリングテストがある. そのほか[2)]FNSテストは, <u>大腿神経伸張テスト</u>といわれ, 大腿神経を伸張させるテスト法である.

英語 ① straight leg raising：SLR/ ② femoral nerve stretching：FNS

○

●9 L5-S1間のヘルニアではFNSテストが陽性となる.

⑨ このレベルのヘルニアではS1神経根あるいはL5神経根が圧迫を受ける. FNSテストは大腿神経伸張テストであり, 大腿神経は<u>L2-L4神経根</u>で作られるため, 陽性とはならない. L5-S1レベルのヘルニアではSLRテストなどの坐骨神経伸張テストが陽性となる.

×

●10 腰椎椎間板ヘルニアのX線所見では椎間腔の狭小化を認めることが多い.

⑩ 腰椎椎間板ヘルニアでは[E1)]<u>椎間板</u>や[2)]髄核が変性をおこし, さらに髄核が椎間板を貫き脊柱管内へ[3)]脱出するため椎間板の厚さは減少する. よってX線所見では椎間腔の<u>狭小化</u>を認める.

英語 ① intervertebral disk/ ② nucleus pulposus/ ③ extrusion

○

●11 シュモール結節は髄核が前方に突出したものである.

⑪ [E]<u>シュモール結節</u>は椎間板ヘルニアの特殊タイプであり, 髄核が椎体内に突出したものである.

英語 Schmorl's nodule

×

1.4 脊椎分離症・椎間板ヘルニアほか

⑫ 腰部脊柱管狭窄症では間欠性跛行を認めることがある．

⑫ 間欠性跛行を呈する疾患は，①E1)閉塞性血栓血管炎（TAO）（バージャー病），②2)閉塞性動脈硬化症（ASO），③腰部脊柱管狭窄症の3つである．

英語 ① thromboangiitis obliterans：TAO/ ② arteriosclerosis obliterans：ASO ○

⑬ 後縦靭帯硬化症は白人に多く，好発部位は胸椎である．

⑬ E後縦靭帯硬化症は椎体や椎間板の後面を縦走する後縦靭帯が硬化し肥厚するものである．日本人，東南アジア系に多く，好発部位は頸椎である．好発年代は中年以降の男性である．

英語 ossification of the posterior longitudinal ligament：OPLL ×

1.5 その他

① レックリングハウゼン病では線維腫を特徴とする．

① Eレックリングハウゼン病は多発性神経線維腫症とも呼ばれ，常染色体優性遺伝を呈する．主症状として神経線維腫（大小さまざまなこぶ），カフェ・オレ斑，脊柱側弯がある．

英語 Recklinghausen disease ○

参照事項 骨系統疾患と代謝性疾患 ☞ 190, 191 頁参照

② エーラース・ダンロス症候群はカフェ・オレ斑を呈することがある．

② Eエーラース・ダンロス症候群はコラーゲン合成の異常により，皮膚，靭帯，血管壁の強度が低下し，皮膚弛緩性，関節弛緩性，易出血性を主症状とする．

英語 Ehlers-Danlos syndrome ×

参照事項 骨系統疾患と代謝性疾患 ☞ 190, 191 頁参照

第8章　その他の整形外科的疾患

| 問題 | 解説と解答 |

1.5　その他

○3　マルファン症候群は常染色体劣性遺伝を呈する.

③ ^Eマルファン症候群は常染色体<u>優性</u>遺伝で，全身<u>結合組織異常症</u>である．<u>クモ状指</u>，水晶体脱臼，<u>心血管障害</u>（大動脈弁閉鎖不全，大動脈瘤）などを主症状とする．そのほかの特徴として細長い<u>管状骨</u>が特徴で，高身長，側弯，漏斗胸，鳩胸などがある．

英語 Marfan syndrome
参照事項 骨系統疾患と代謝性疾患　☞190, 191頁参照　　×

○4　ビタミンD欠乏による疾患を小児では骨軟化症と呼ぶ.

④ ビタミンD欠乏が小児におこった場合を<u>くる病</u>と呼び，成人（成長終了後）におこった場合を骨軟化症と呼ぶ．骨組織への<u>骨塩</u>沈着障害で<u>類骨</u>（石灰沈着していない骨）が過剰になる．特徴として，<u>易骨折性</u>，腰背部痛，<u>O脚</u>，骨端軟骨板の幅の増大などがある．

参照事項 骨系統疾患と代謝性疾患　☞190, 191頁参照　　×

○5　巨人症は骨端線閉鎖後に成長ホルモンが過剰に分泌されて発生する.

⑤ ^{E1)}巨人症は<u>骨端線</u>閉鎖以前に成長ホルモンが過剰分泌されて発生し，骨端線閉鎖後に発生すれば²⁾<u>末端肥大症</u>という．

英語 ① giantism / ② acromegaly
参照事項 骨系統疾患と代謝性疾患　☞190, 191頁参照　　×

1.5 その他

問6 脳下垂体性小人症では均整のとれた小人症を呈する．

⑥ 脳下垂体性小人症では成長ホルモンの分泌が障害されるため，均整のとれた^E小人症を呈する．この点がモルキオ病の体幹短縮型小人症および軟骨無形成症の四肢短縮型小人症と異なる．

英語 dwarfism

参照事項 **骨系統疾患と代謝性疾患** ☞190, 191頁参照

○

問7 骨粗鬆症は，閉経後におこるものが最も多く，骨の絶対量が減少する．

⑦ 骨粗鬆症の原因は老人性，閉経後，内分泌障害などによるものなど様々であるが，この中で最も多いものは閉経後骨粗鬆症である．骨の性状には異常なく，骨の量（絶対量）が減少する．

参照事項 **骨系統疾患と代謝性疾患** ☞190, 191頁参照

○

問8 骨粗鬆症では皮質骨が影響を受けやすい．

⑧ 骨粗鬆症は骨皮質よりも海綿骨が影響を受けやすい．そのため，骨粗鬆症の患者が骨折をおこしやすい部位は海綿骨の豊富な部分である（橈骨下端，大腿骨頸部，上腕骨近位端，脊椎椎体など）．

×

問9 閉経後骨粗鬆症では，血清カルシウム値は低値を示す．

⑨ 閉経後骨粗鬆症では^{E1)}骨芽細胞の活動が障害される．その結果，²⁾骨吸収が骨形成を上回り³⁾骨量が減少する．通常，血液生化学検査でカルシウム（Ca）値低下などの異常は認めない．

英語 ① osteoblast / ② osteolysis / ③ trabeculum

×

第8章 その他の整形外科的疾患

問題　　　解説と解答

参照事項

■骨系統疾患と代謝性疾患

	疾患名	図No.	遺伝形式	病態	特徴
先天性骨系統疾患	軟骨無形成症	①	常染色体優性遺伝	内軟骨性骨化の障害	四肢短縮型小人鞍鼻、前頭突出
	モルキオ病	②	常染色体劣性遺伝	ムコ多糖症	体幹短縮型小人X脚
	骨形成不全症	③		膜性骨化の障害	骨幹部が細くなる⇒易骨折性、長径成長は障害されない。青色強膜、難聴
	大理石病	④		破骨細胞の機能障害	易骨折性
	骨ページェット病			骨の吸収と形成が著明に亢進する	欧米に多い、血清アルカリホスファターゼ上昇
先天性結合組織疾患	マルファン症候群	⑤	常染色体優性遺伝	フィブリン遺伝子(FBN1)の異常による	クモ状指、側弯、心臓疾患、大動脈瘤、水晶体脱臼
	多発性神経線維腫症	⑥	常染色体優性遺伝	神経線維腫	別名：レックリングハウゼン病カフェ・オレ斑（色素斑）、神経線維腫
	エーラース・ダンロス症候群	⑦		コラーゲン形成異常	皮膚弛緩性、関節弛緩性、易出血性（血管壁がもろくなる）
代謝性疾患	くる病	⑧		ビタミンD欠乏	成人に発症すれば骨軟化症、O脚、杯状骨端、脊柱後弯、易骨折性
	メーラー・バロウ病			ビタミンC欠乏	易出血性、仮性麻痺（骨膜下、骨幹端への出血による）
	巨人症			成長ホルモンの過剰	成長期を過ぎて発症すれば末端肥大症巨人を呈する
	脳下垂体性小人症			成長ホルモンの分泌障害	均整のとれた小人症。※軟骨無形成症やモルキオ病の小人症との違い
	骨粗鬆症	⑨		骨吸収と骨形成のバランスが崩れて、骨量が減少する。（女性ホルモンの減少）	老人性や閉経後におこるものがあるが、特に閉経後の骨粗鬆症に注意する。血液生化学検査にて通常は異常を認めない。脊椎の楔状変形や圧迫骨折、易骨折性

第 8 章　その他の整形外科的疾患

問　題　　　　　解説と解答

1　全身の骨・軟部疾患

① 　　　　　　　　⑥

② 　　　　　　　　⑦

③ 　　　　　　　　⑧

④ 　　　　　　　　⑨

⑤

2. 感染性疾患

2.1 化膿性骨髄炎

1 急性化膿性骨髄炎は緑膿菌が起炎菌となることが多い．

① 急性化膿性骨髄炎は骨髄に細菌が感染したものである．原因菌としては，<u>黄色ブドウ球菌</u>が圧倒的に多い．感染経路は，①他の感染巣からの<u>血行</u>感染，②開放骨折，手術などによる直接感染，③周辺の化膿巣の波及である．血行感染によるものが多く，<u>小児</u>に好発する．<u>長管骨骨幹端</u>の動静脈の移行部では血流が緩徐になるため菌が定着しやすい．大腿骨，脛骨に多く，悪性腫瘍との鑑別も必要となる．

×

2 急性化膿性骨髄炎はリンパ行性に感染することが多く，炎症症状に乏しい．

② 急性化膿性骨髄炎は血行性に感染し，疼痛，発赤，腫脹，熱感など，<u>炎症症状</u>は明らかである．

×

3 ブロディー膿瘍では急性の症状を欠き慢性化する．

③ ᴱブロディー膿瘍は化膿性骨髄炎の特殊型であり，<u>炎症症状</u>を欠き，無症状に経過するのが特徴である．

英語 Brodie abscess

○

2.1 化膿性骨髄炎

4 慢性化膿性骨髄炎は急性化膿性骨髄炎が慢性化したものが多い．

④ 慢性化膿性骨髄炎は<u>急性化膿性骨髄炎</u>が慢性化したものが大部分である．難治性となり，再発を繰り返すようになる．原因菌は<u>黄色ブドウ球菌</u>であり，好発部位は大腿骨，脛骨の骨幹端である．

○

2.2 その他

1 化膿性関節炎は膝に多い．

① 化膿性関節炎は関節内に細菌感染をおこしたものであり，原因菌としては<u>黄色ブドウ球菌</u>が多い．感染経路は<u>血行</u>感染によるものが多く，そのほか骨髄炎からの波及，手術による感染，関節穿刺（特に副腎皮質ステロイドの注入）などがある．好発部位は<u>膝関節</u>が多く，次いで股関節，肩関節などである．

○

2 骨関節結核は膝関節におこることが最も多い．

② 骨関節結核の半数は脊椎炎である．肺その他の結核病巣から血行経路により二次的に感染し，定着・増殖して症状を呈するものである．結核性脊椎炎（脊椎カリエス），股関節，膝関節の順に多いといえる．

×

3 瘭（ひょう）疽では化膿により内圧が上昇し激痛を発する

③ 指尖部の化膿性炎症を<u>瘭（ひょう）疽</u>というが，この部分は丈夫な隔壁があるため膿によって<u>内圧</u>が上昇しやすい．その内圧上昇のため激痛（拍動性）を伴うのが特徴である

○

3. 非感染性軟部疾患・関節疾患

○1 離断性骨軟骨炎は股関節に好発する．

① 離断性骨軟骨炎は，関節軟骨が<u>軟骨下骨</u>の一部を伴い離断する疾患である．好発部位は<u>膝関節</u>，肘関節である．病態が進行すると病床部は健常骨から完全に遊離し，関節内を遊走する．この分離骨片が関節に嵌頓すれば^E<u>ロッキング</u>を呈する．膝関節では大腿骨の顆部に発生し，肘関節では<u>小頭</u>に離断をおこす．

英語 locking

×

○2 肘の離断性骨軟骨炎はパナー病との鑑別が必要である．

② 肘関節に発症した離断性骨軟骨炎は<u>上腕骨小頭</u>に発生する．^Eパナー病は上腕骨小頭の<u>骨端症</u>であり，症状が類似するため鑑別が必要になる．鑑別点としては，好発年齢がパナー病は10歳前後と<u>年齢</u>が低く，比較的運動に関係しない小児でも発症し，離断性骨軟骨炎では<u>15歳前後</u>の思春期にみられる．

英語 Panner disease

○

参照事項 骨端症の発症部位，好発年齢，特徴 ☞ 196, 197頁参照

○3 シャルコー関節は神経病性関節症と同意である．

③ ^Eシャルコー関節は<u>神経病性関節症</u>ともいい，<u>脊髄癆</u>や<u>脊髄空洞症</u>，糖尿病などに併発する．知覚障害があるため，関節破壊に対してほとんど痛みを伴わない．そのために関節破壊の進行は早く，そして高度となる．

英語 Charcot's joint

○

第8章　その他の整形外科的疾患

| 問　題 | 解説と解答 |

4．骨端症

○1　ショイエルマン病は思春期に
□　おこる脊柱後弯である．
□

① E1) ショイエルマン病は椎体が楔状変形を呈し脊柱の後弯（2)円背）が発生する．通常罹患する椎体は胸椎であり，好発年齢は思春期である．

英語　① Scheuermann's disease / ② round back

参照事項　骨端症の発症部位，好発年齢，特徴　☞ 196, 197頁参照

○

○2　内側上顆部の骨端症をパナー
□　病という．
□

② パナー病とは上腕骨小頭の骨端症である．好発年齢は小学校高学年で男児に多い．肘関節の離断性骨軟骨炎（好発年齢15歳前後）との鑑別が重要である．

参照事項　骨端症の発症部位，好発年齢，特徴　☞ 196, 197頁参照

×

○3　月状骨軟化症の好発年齢は中
□　年女性である．
□

③ 月状骨軟化症はキーンベック病ともよばれ，月状骨の骨壊死をおこす．成人の男性に好発し，さらに大工など手をよく使う職業に多いことも特徴である．

参照事項　骨端症の発症部位，好発年齢，特徴　☞ 196, 197頁参照

×

○4　ペルテス病は痛みが少なく跛
□　行によって発見されることが多
□　い．

④ ペルテス病は5，6歳前後の男子に好発する骨端症である．症状は一般的に軽く，跛行を呈することで，来院することが多い．疼痛は股関節部以外に大腿前面や膝関節部に訴えることが多い．運動は内旋，外転，開排が制限される．思春期に好発する他の骨端症にEオスグッド・シュラッター病やフライバーグ病などがある．

英語　Osgood-schlatter disease

参照事項　骨端症の発症部位，好発年齢，特徴　☞ 196, 197頁参照

○

第 8 章　その他の整形外科的疾患

問　題　　　解説と解答

参照事項

■骨端症の発症部位，好発年齢，特徴

	骨端症名	図No.	部位	好発年齢	性差	特徴	予後
上肢	パナー病	①	上腕骨小頭	10歳前後	男児	離断性骨軟骨炎（思春期に好発）との鑑別	○
	キーンベック病	②	月状骨	手をよく使う成人	男性	月状骨軟化症とも呼ばれる	×
体幹	ショイエルマン病	③	脊椎（胸椎に多い）	思春期	なし	脊椎が楔状変形を呈し，後弯する	△
	カルベ病※	④	脊椎（胸椎に多い）	小児	なし	脊椎椎体が扁平化する．（通常，1椎体のみ罹患）	△
下肢	ペルテス病	⑤	大腿骨骨頭	小児（特に5，6歳）	男児	痛みがあまり強くない．大腿から膝へ痛みを訴えることが多い．跛行によって発見されることが多い．外転・内旋の制限．単純性股関節炎との鑑別	△×
	オスグッド・シュラッター病	⑥	脛骨粗面	思春期	男児	大腿四頭筋からの繰り返される牽引力が原因．正座，運動時などで痛みを発する．脛骨粗面の膨隆	○△
	ブロウント病	⑦	脛骨近位内側骨端	小児	なし	内反膝（O脚）	△×
	第1ケーラー病	⑧	足の舟状骨	小児（低学年）	男児	舟状骨部の圧痛，有痛性外脛骨との鑑別	○
	セーバー病	⑨	踵骨	小児（8〜12歳）	男児	踵骨後方の圧痛	○
	第2ケーラー病	⑩	第2（3）中足骨頭	思春期	女性	モートン病（絞扼性神経障害），行軍骨折（中足骨疲労骨折）との鑑別，罹患中足骨頭部の痛み，圧痛	○△

※カルベ病は以前は骨端症と考えられていたが，現在では好酸性肉芽腫であることがわかっている．

第 8 章　その他の整形外科的疾患

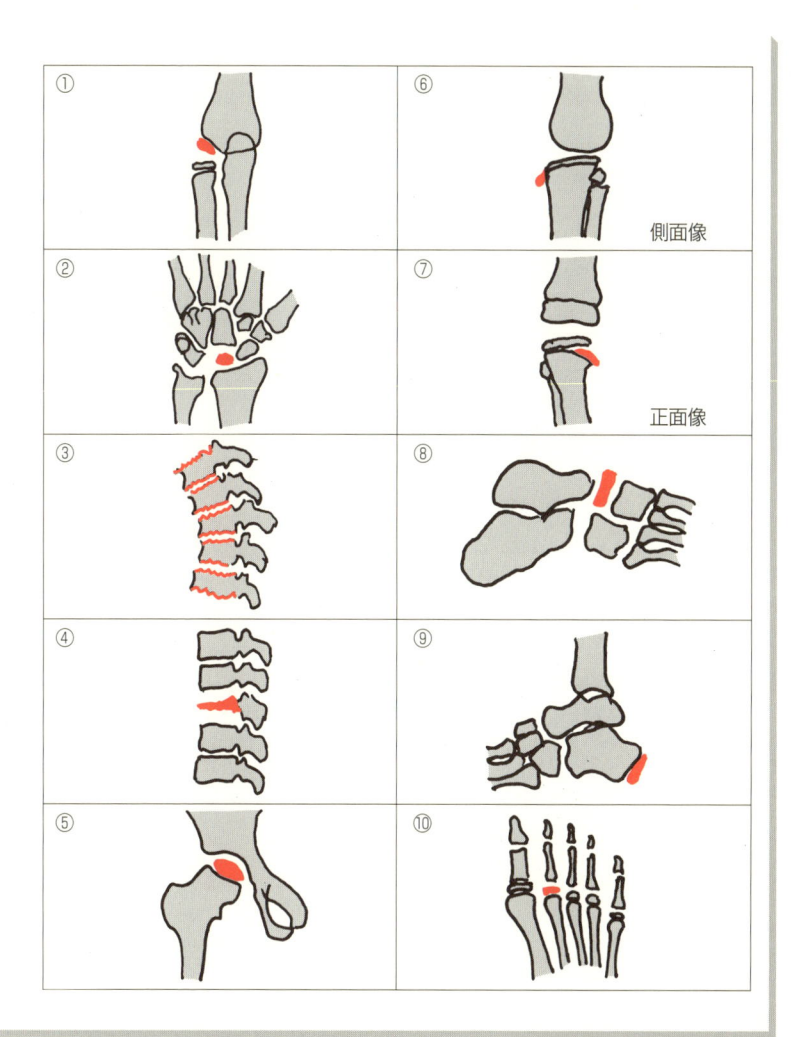

問　題　　　　　解説と解答

4 骨端症

①	⑥ 側面像
②	⑦ 正面像
③	⑧
④	⑨
⑤	⑩

197

第8章 その他の整形外科的疾患

4 骨端症

問 題	解説と解答

5 ブロウント病では膝の外反変形を呈することがある．

⑤ [E1)]ブロウント病は脛骨近位内側におこる骨端症である．そのため脛骨近位内側の成長障害をおこすことになり，内反膝を呈し，進行すると下肢は[2)]O脚を呈するようになる．

（英語）① Blount disease / ② O-leg

参照事項　骨端症の発症部位，好発年齢，特徴 ☞ 196, 197頁参照

6 オスグッド・シュラッター病は膝蓋骨下端の骨端症である．

⑥ オスグッド・シュラッター病は膝蓋腱付着部である脛骨粗面の骨端症である．スポーツを活発に行う思春期の男性に多い．[E]オーバーユース（使いすぎ）と深い関係がある．

（英語）overuse

参照事項　骨端症の発症部位，好発年齢，特徴 ☞ 196, 197頁参照

7 セーバー病は距骨の骨端症である．

⑦ セーバー病は踵骨に発症した骨端症である．10歳ころの学童男児に多く，アキレス腱の牽引力によって踵骨骨端部に骨端核の分節化，硬化像をみる．

参照事項　骨端症の発症部位，好発年齢，特徴 ☞ 196, 197頁参照

8 第1ケーラー病は治療が遅れると変形性関節症に移行することが多い．

⑧ 第1ケーラー病は舟状骨の骨端症であり，好発年齢は5〜8歳（小学校低学年）である．この疾患は予後が良く，観血的療法を行うことはない．しかしX線が正常に回復するまでには2〜3年を要する．

参照事項　骨端症の発症部位，好発年齢，特徴 ☞ 196, 197頁参照

| 問題 | 解説と解答 |

○9 第2ケーラー病は思春期の女子に好発する第2，3中足骨骨頭の軟骨炎である．

⑨ 第2ケーラー病は第2，3中足骨骨頭に発生する骨端症であり，思春期の女性に好発する．第2ケーラー病は^Eフライバーグ病とも呼ばれる．フライバーグによりはじめて報告され，その後，ケーラーが詳細な報告を行った．第2ケーラー病のみ足部の骨端症の中で唯一女子に好発する．

（英語）Freiberg disease ×

参照事項 骨端症の発症部位，好発年齢，特徴 ☞ 196, 197頁参照

5．神経・筋の系統疾患

○1 脳性小児麻痺は胎生期から出産直後までの間に生じた脳の進行性病変で永続麻痺を残す．

① ^E脳性小児麻痺は3歳ごろまでに発症した非進行性で永続的な中枢性運動障害である．

（英語）cerebral palsy：CP ×

○2 脳性小児麻痺ではアテトーゼ型が最も多い．

② 脳性小児麻痺は麻痺のタイプにより，^{E1)}痙直型，²⁾アテトーゼ型，³⁾強剛型，⁴⁾失調型，⁵⁾ジストニア型等があるが，痙直型が最も多い．

（英語）① spastic type/ ② athetotic type/ ③ rigid type/ ④ ataxic type/ ⑤ dystonic type ×

○3 脊髄性小児麻痺（ポリオ）は脊髄後角細胞がおかされる．

③ 脊髄性小児麻痺（^Eポリオ）はポリオウイルスによって脊髄前角細胞が障害される疾患である．特徴は前角細胞の障害のため，筋は弛緩性麻痺を呈するが，知覚異常は伴わない．

（英語）polio ×

第8章 その他の整形外科的疾患

5 神経・筋の系統疾患

問 題	解説と解答
● 4 進行性筋ジストロフィではデュシェンヌ型が最も多い．	④ ᴱ進行性筋ジストロフィは進行性の筋萎縮を呈する疾患であり，種々のタイプに分類される．①デュシェンヌ型，②肢帯型，③顔面肩甲上腕型，④ベッカー型，などがある．このうちデュシェンヌ型が最も代表的であり，最も重症である．

英語 progressive muscular dystrophy：PMD ○

| ● 5 デュシェンヌ型筋ジストロフィは常染色体優性遺伝である． | ⑤ デュシェンヌ型筋ジストロフィは伴性劣性遺伝を示すため，男児に発症する．2〜5歳で発症し，20歳ごろまでに多くが死亡する． |

×

| ● 6 デュシェンヌ型筋ジストロフィではゴウワー徴候を認める． | ⑥ ᴱゴウワー徴候は登攀（とうはん）性起立のことをさし，床に座った状態から立ち上がる際，まず四つばいとなり，膝に手をつく，大腿に手をつくの順に，上半身を起こしていく特徴的な徴候である．デュシェンヌ型では，まず下肢の筋萎縮（殿筋・四頭筋）が発症するため，上肢の筋力を利用して起立をすることによる． |

英語 Gower's sign ○

第8章 その他の整形外科的疾患

問題	解説と解答

○7 シャルコー・マリー・トゥース病では腓骨神経領域の麻痺が初発症状となることが多い．

⑦ ᴱシャルコー・マリー・トゥース病は遺伝性運動感覚ニューロパチーで軸索変性疾患である．発症部位は下腿遠位で，筋萎縮を主訴とする．そのほか表在知覚や深部知覚障害も合併する．とくに腓骨神経領域から発症することが多く，足関節背屈力が低下して下垂足を呈する．下垂足により，つま先が床に引っかからないように足を高く上げて歩行する（鶏歩）．

(英語) Charcot-Marie-Tooth disease

○

○8 脊髄癆は結核が原因となる．

⑧ ᴱ¹⁾脊髄癆とは梅毒により脊髄（特に腰仙髄）の後根が障害された疾患である．このために神経痛様疼痛，腱反射の減弱・消失，インポテンス，²⁾ロンベルグ徴候などを呈する．脊髄癆により神経病性関節症（³⁾シャルコー関節）を併発することがある．知覚障害があるため，関節破壊に対してほとんど痛みを伴わないことから関節破壊の進行が早く，そして高度となる．

(英語) ① dorsal tabes / ② Romberg sign ③ Charcot joint

×

○9 脊髄損傷にて横隔膜が麻痺をおこすのは第6頸髄以上の損傷である．

⑨ 横隔膜を支配する横隔神経は頸神経叢（C1-4）から枝分かれするため，第4頸髄以上の損傷で横隔膜麻痺の可能性がある．

×

6. 骨および軟部腫瘍

6.1 骨腫瘍総論

1 骨腫瘍（悪性も良性も含む）のうち最も発生頻度が高いものは骨肉腫である．

① ᴱ骨腫瘍（悪性も良性も含む）の中で最も発生頻度の高いものは骨軟骨腫である．悪性の骨腫瘍（原発性）の中では骨肉腫が最も多い．

(英語) bone tumor

×

2 悪性骨腫瘍の治療成績は手術療法に加え制癌剤を併用することにより著しく改善された．

② ᴱ骨肉腫は手術（切断）のみでは5年生存率が10％であったが，制癌剤の併用により50～60％に改善されている．

(英語) osteosarcoma

〇

3 骨の原発性悪性腫瘍は脊椎に多い．

③ 骨に発生する悪性腫瘍には原発性と転移性があり，原発性のものは長管骨骨端部（特に膝関節周辺）に多く，転移性（他の臓器からの癌転移）のものは脊椎，骨盤，肋骨に多い．

×

4 悪性骨腫瘍における血液検査ではアルカリフォスファターゼ値がよく上昇する．

④ 通常，悪性骨腫瘍患者の血液生化学検査ではᴱアルカリフォスファターゼ値が高値を呈することが多い．例外として，前立腺癌からの骨転移では酸性フォスファターゼ値が上昇する．

(英語) alkaline phosphatase：ALP

〇

第8章 その他の整形外科的疾患

6.1 骨腫瘍総論

問5 骨腫瘍に対する骨シンチグラムでは強い集積像を病巣以外に示す．

⑤ [E1)]シンチグラフィは特定の臓器あるいは組織に親和性のある[2)]ラジオアイソトープを投与し，外部よりその物質の体内における分布を測定する検査法である．骨シンチグラムでは病巣に強い集積像を示す．

英語 ① scintigraphy／② radio isotope：RI

答：×

6.2 悪性骨腫瘍

問1 骨肉腫の好発年齢は40歳以上の高齢者である．

① 骨肉腫は骨原発性悪性腫瘍の中では最も多く発生し，好発年齢は10代の15歳前後で，男女比では3：2と男性に多い．好発部位は大腿骨下端，脛骨近位端などの骨端部で，膝関節周辺に多い．特徴的なX線所見は[E1)]スピクラや[2)]コッドマン三角である．

英語 ① spicula／② Codman triangle

答：×

参照事項 骨および軟部腫瘍の特徴，好発年齢，性差，発症部位 ☞ 204, 205頁参照

問2 ユーイング肉腫の好発年齢は5〜15歳の小児である．

② [E1)]ユーイング肉腫の好発年齢は骨肉腫と同じく小児であるが，ユーイング肉腫の特徴として20歳未満が80％を占め，5〜15歳と骨肉腫よりやや低年齢である．また，好発部位も大腿骨，脛骨の骨幹部である．ユーイング肉腫に特徴的なX線所見に，玉ねぎの皮状陰影（[2)]オニオン・スキン・アペアランス）があり，玉ねぎの皮のように層状の骨膜反応を示す．ユーイング肉腫の5年生存率は約30％程度と低く，予後不良といえる．

英語 ① Ewing's sarcoma／② onion skin appearance

答：○

参照事項 骨および軟部腫瘍の特徴，好発年齢，性差，発症部位 ☞ 204, 205頁参照

第8章 その他の整形外科的疾患

問　題　　　解説と解答

参照事項

■骨および軟部腫瘍の特徴，好発年齢，性差，発症部位

	腫瘍名	好発年齢	性差
悪性骨腫瘍	骨肉腫	10～20歳（特に思春期）	男性
	ユーイング（Ewing）肉腫	5～15歳 ※骨肉腫より低年齢	男性
	軟骨肉腫	成人（30～60歳）	男性
	多発性骨髄腫	40歳以上の成人	男性
	骨転移癌	中年以降	原発巣による
	神経芽細胞腫の骨転移	5歳以下	なし
良性骨腫瘍	骨軟骨腫（外骨腫）	小児	なし
	骨巨細胞腫	20～30代	なし
	軟骨腫	なし	なし
骨腫瘍類似疾患	孤立性骨嚢腫	小児（幼児期）	男性
	骨組織球症	小児	男性
軟部組織腫瘍	横紋筋肉腫	小児	なし
	脂肪腫	成人	女性
	血管腫	出生～出生後数ヵ月	なし
	グロームス腫瘍	成人	女性

※ 膝近傍とは大腿骨下端，脛骨上端を指す．

好発部位	特徴	X線所見
膝近傍の骨幹端	悪性骨腫瘍のうち最も多い.	スピクラ, コッドマン三角
膝近傍の骨幹	予後が最も悪い. 炎症反応を示すため骨髄炎との鑑別	玉ねぎの皮様（オニオン・スキン）
骨盤, 大腿	原発性悪性骨腫瘍である. 比較的高齢者に発生する.	コットンウール状陰影
骨盤, 脊椎, 頭蓋骨	形質（プラズマ）細胞由来 免疫電気泳動で異常蛋白（ベンス・ジョーンズ蛋白）を認める.	打ち抜き像（パンチアウト・リージョン）
脊椎（腰椎）, 肋骨, 骨盤	原発巣は肺癌, 乳癌, 前立腺癌, 甲状腺癌, 腎癌など	
骨盤, 頭蓋骨	尿中VMA上昇 交感神経由来の腫瘍	
膝近傍の骨幹端	骨腫瘍のうち最も多い.	
膝近傍の骨端	多核巨細胞を認める.	骨皮質膨隆で内部は吸収像
手指, 中手骨, 中足骨	無症状で, 病的骨折にて発見される.	
上腕骨近位, 大腿骨近位	無症状で, 病的骨折にて発見される. 真の腫瘍ではない.	
脊椎では扁平椎（カルベ病）	好酸性肉芽腫（カルベ病）, ハンド・シュラー・クリスチャン病, レトウ・シーベ病の三者を1つとする.	
横紋筋より発生		
体幹, 頸部, 大腿		
皮膚	過誤腫と考えられている.	
指尖, 爪下	強い自発痛, 圧痛を認める.	

第8章 その他の整形外科的疾患

骨および軟部腫瘍

問題	解説と解答

○ 3　骨髄腫の好発年齢は20〜30歳の成人である．

③ 骨髄腫は形質（プラズマ）細胞由来の腫瘍である．骨髄腫の好発年齢は40〜60代に発生する．好発部位は骨盤，脊椎，頭蓋骨である．画像所見として特徴的な^{E}打ち抜き像を認める．また，尿中に異常蛋白（ベンス・ジョーンズ蛋白）を検出することが特徴的である．多発することが多く，多発性骨髄腫ともいわれる．

英語　punch out lesion　　×

参照事項　骨および軟部腫瘍の特徴，好発年齢，性差，発症部位　☞ 204, 205頁参照

○ 4　癌の骨転移は小児よりも高齢者に多い．

④ 癌に罹患する年齢層は40歳以降が多い．そのため癌の骨転移は必然的に中高年齢層になる．例外として小児に多い神経芽細胞腫の骨転移がある．

参照事項　骨および軟部腫瘍の特徴，好発年齢，性差，発症部位　☞ 204, 205頁参照　○

○ 5　骨転移を好発させる癌に乳癌，前立腺癌，肺癌などがある．

⑤ 癌は骨に転位をおこしやすい．転位しやすい骨に骨盤，脊椎（特に腰椎），肋骨などが挙げられる．特に乳癌，肺癌，前立腺癌，子宮癌などが骨に転移をおこしやすい．

○

○ 6　神経芽細胞腫の骨転移ではしばしば尿中バニリルマンデル酸（VMA）が上昇する．

⑥ 神経芽細胞腫は交感神経由来の腫瘍であり，小児に発生頻度の高いことで知られている．特徴は5歳以下の小児に多いこと，骨に転移しやすいこと，尿中バニリルマンデル酸（^{E}VMA）が上昇することである．

英語　vanil mandelic acid：VMA　　○

参照事項　骨および軟部腫瘍の特徴，好発年齢，性差，発症部位　☞ 204, 205頁参照

6.3 良性骨腫瘍

問1 骨軟骨腫は高齢者に好発する．

① ^E骨軟骨腫は<u>15歳以下</u>の小児に多く，好発部位は長管骨の<u>骨幹端</u>で，特に脛骨近位端，大腿骨遠位端に多い．良性・悪性腫瘍を含め最も発生頻度が高い．

英語 osteochondroma ×

参照事項 骨および軟部腫瘍の特徴，好発年齢，性差，発症部位 ☞ 204, 205頁参照

問2 骨軟骨腫は放置しても問題ないが，疼痛，関節運動制限，美容上醜形を呈するものは切除する．

② 骨軟骨腫（<u>外骨腫</u>と同意）は<u>良性</u>の腫瘍であり，成長が止まると腫瘍の増殖も止まる．痛みなどがなく美容上の問題とならなければ放置してもよい．痛みや外観（美容）など，なんらかの愁訴がある場合は切除を行う．

○

問3 軟骨腫の好発部位は大腿骨，脛骨の骨幹端である．

③ ^E軟骨腫の好発部位は<u>短管骨</u>（手の指骨や中手骨，中足骨）である．この良性の腫瘍は痛みも少ないため，病的骨折や他の損傷に際して撮影したX線によって発見されることが多い．<u>骨軟骨腫</u>と間違えないようにする．

英語 chondroma ×

参照事項 骨および軟部腫瘍の特徴，好発年齢，性差，発症部位 ☞ 204, 205頁参照

問4 骨巨細胞腫は病理学的に多核巨細胞を認める．

④ この腫瘍は破骨細胞に似た<u>多核巨細胞</u>を認めるため骨巨細胞腫と呼ばれる．好発部位は<u>骨端部</u>で，膝周辺（大腿骨下端，脛骨近位端）である．

参照事項 骨および軟部腫瘍の特徴，好発年齢，性差，発症部位 ☞ 204, 205頁参照 ○

6.4 骨腫瘍類似疾患・軟部組織腫瘍

1 孤立性骨嚢腫は真の腫瘍ではない．

① 孤立性骨嚢腫は骨髄内に水分を含有した嚢腫を形成する腫瘍類似疾患であるが，真の腫瘍ではない．小児に多く，好発部位は上腕骨近位端が最も多く，大腿骨近位端，踵骨の順である．痛みは少なく，病的骨折をおこして発見されることが多い．

参照事項 骨および軟部腫瘍の特徴，好発年齢，性差，発症部位 ☞ 204, 205頁参照 ○

2 カルベ扁平椎の原因は好酸性肉芽腫である．

② ᴱカルベ病は以前，骨端症であると考えられていたが，現在では好酸性肉芽腫であることが確認されている．特に小児の胸椎部に発生することが多く，通常1椎体が罹患する．脊椎椎体は扁平化する．

英語 Calvé disease ○

参照事項 骨系統疾患と代謝性疾患 ☞ 190, 191頁参照

3 多発性骨髄腫とハンド・シュラー・クリスチャン病とレトウ・シーベ病の三者をまとめて骨組織球症と呼ぶ．

③ 骨組織球症に属するものに好酸性肉芽腫があり，多発性骨髄腫ではない．好酸性肉芽腫（カルベ扁平椎）とᴱ¹⁾ハンド・シュラー・クリスチャン病と²⁾レトウ・シーベ病の三者は以前は異なる疾患と考えられていたが，組織学的には同様の組織球の増殖を呈するため，これら3つの疾患の総称として骨組織球症と命名された．ハンド・シュラー・クリスチャン病は10歳未満，レトウ・シーベ病は乳幼児に発生し，いずれも予後は悪い．

英語 ① Hand-Shüller-Christian disease / ② Letterer-Siwe disease ×

参照事項 骨および軟部腫瘍の特徴，好発年齢，性差，発症部位 ☞ 204, 205頁参照

6.4 骨腫瘍類似疾患・軟部組織腫瘍

4 横紋筋肉腫は小児に好発する.

④ ᴱ横紋筋肉腫は小児では最も多い悪性軟部腫瘍である.

(英語) rhabdomyosarcoma

参照事項　骨および軟部腫瘍の特徴,好発年齢,性差,発症部位　☞ 204,205頁参照

5 血管腫は一種の過誤腫と考えられている.

⑤ ᴱ¹⁾血管腫は良性軟部腫瘍の中で最も頻度が高い腫瘍である.真の腫瘍ではなく,一種の²⁾過誤腫と考えられている.皮膚・皮下に発生することが多いが,筋内にも発生することがある.

(英語) ① angioma / ② hamartoma

参照事項　骨および軟部腫瘍の特徴,好発年齢,性差,発症部位　☞ 204,205頁参照

6 脂肪腫は体幹,頸部の皮下に好発する.

⑥ ᴱ脂肪腫は脂肪組織から発生する良性腫瘍である.特に頸部,体幹,大腿の皮下に好発し,成人の女性に多い.無症状であるため放置されることも多い.腫瘍が大きくなり,美容上,醜形を訴え摘出されることもある.

(英語) lipoma

参照事項　骨および軟部腫瘍の特徴,好発年齢,性差,発症部位　☞ 204,205頁参照

7 グロームス腫瘍は強い自発痛と限局性の強い圧痛が特徴である.

⑦ グロームス腫瘍はᴱグロームス細胞からの良性腫瘍である.指先や爪下に発生することが多く,そのため強い疼痛と限局性の圧痛が特徴である.観血的に摘出されれば軽快する.

(英語) glomus cell

参照事項　骨および軟部腫瘍の特徴,好発年齢,性差,発症部位　☞ 204,205頁参照

6.4 骨腫瘍類似疾患・軟部組織腫瘍

●8 ガングリオンの好発部位は肩関節近傍である．

⑧ ᴱガングリオンは囊胞の中にゼリー状の液体を入れている弾性軟の腫瘤であるが，真の腫瘍ではない．関節や腱鞘の滑膜の突出したものと考えられている．好発部位は手関節や手である．

英語) ganglion

索　引

α 運動線維　38
CM 関節　134
FNS テスト　186
FTA　140
HLA-B27　183
　——抗原　183
IP 関節　135
MP 関節　135
MRI　39
PIP 関節　135
Q 角　140
RICE　40
SLR テスト　185,186
Z 字変形　134

あ

アキレス腱　198
　——断裂　173
　——反射　38
アプリヘンションテスト　140
アプレイテスト　165,169
アリス徴候　138,139
アルカリフォスファターゼ値　202
アルコール中毒　163
アンダーアームブレース　182
悪性骨腫瘍　203
圧迫骨折　49,50
軋轢音　12,13

い

Ⅰa 求心性神経線維　38
イントリンシック・マイナス　155
インピンジメント　60,148
易骨折性　180,188
異常可動性　12,13,28
異常蛋白　206
異所性化骨　23

う

浮き上がり　6
烏口下脱臼　126,127
烏口鎖骨靱帯　52,124
烏口腕筋　61
腕相撲　67
運動療法　135

え

エーラース・ダンロス症候群　187,190
エックストリンシック・プラス変形　155
エルプ・ドゥシェンヌ　144
衛星細胞　31
腋窩神経　52,59,127
　——筋皮神経損傷　128
腋窩神経損傷　58
腋窩動脈損傷　29,58,128
円回内筋　71,75
円板状半月板　168
炎症性斜頸　146
遠位橈尺関節脱臼　77,131,132

お

オーバーヘッド・トラクション　102
オーバーユース　198
オーバーラッピング・フィンガー　88,89
オスグッド・シュラッター病　110,195,198
オトガイ部　122
オニオン・スキン・アペアランス　203
黄色ブドウ球菌　192,193
横隔神経　201
横紋筋肉腫　208
鴨嘴（おうし）状骨折　116
温熱療法　42

か

ガーデン分類　98
カフェ・オレ斑　187
カルベ病　208
ガレアッジ骨折　72
ガングリオン　209
下垂手　60,156
下垂足　33,35,201
下前腸骨棘　94,161
　——剥離骨折　95
下腿骨骨幹部骨折　111
下腿三頭筋　173
下腿周径　37
化膿性関節炎　193
化膿性骨髄炎　192
仮性関節窩　28

211

索 引

果部外転骨折　141
果部骨折　112,113
架橋仮骨　76
過誤腫　209
過剰仮骨　22
過剰骨　175
過成長　16
鵞足部　5
介達牽引法　40
回外筋　71,75
回旋腱板　54
回転法　138
回内足　140
海綿骨　1
海綿質　110
開放性骨折　10
開放性脱臼　26
階段状変形　135
解剖学的かぎ煙草入れ　81
外仮骨　17
外脛骨　7,118,175
外骨腫　207
外傷性股関節後方脱臼　136,137
外傷性股関節前方（恥骨下）脱臼　136
外傷性骨化性筋炎　23
外傷性皮下気腫　20
外側上顆炎　151
外側側副靭帯　108,165
　——損傷　112
外側翼突筋　121
外反股　96
外反膝　108
外反肘　66
外反母趾　178

拡張性脱臼　26
顎関節症　143
顎関節脱臼　121,122
顎内障　143
肩関節後方脱臼　60
肩関節周囲炎　150
肩関節前方脱臼　57,126
肩関節脱臼　58,126,132
滑　液　4
滑液包　5
　——炎　5,170
滑　膜　4
滑膜性関節　3
滑膜性腱鞘炎　153
完全骨折　10
陥凹骨折　10
陥没骨折　10
間欠性跛行　36,187
寒冷療法　42
関節液　4
関節円板　4,143
関節窩前下縁骨折　128
関節強直　23
関節血腫　29,68
関節拘縮　23,65,77,135
関節弛緩性　187
関節唇　4,5
　——損傷　128
関節穿刺　39,108
関節軟骨　2,4
関節半月　5
関節包外骨折　81
関節包外脱臼　28
関節包内骨折　15,18,68,79,81,98
関節包内脱臼　28,121

関節裂隙　134
寛骨臼骨折　137
環軸関節　123
眼球陥没　144
眼瞼下垂　144

き

キーンベック病　83,195
ギオン管　158,160,176
奇異呼吸　46,120
気　胸　46
危険地帯　148
基節骨基底部骨折　88
基節骨骨折　88
機能的装具　62
亀　背　49
亀裂骨折　10
偽関節　20,21,22,52,62,66,81,100,110,112
吸　収　17
吸収熱　13
急性化膿性骨髄炎　192,193
巨人症　188,190
挙睾筋反射　37
距骨頸部骨折　24,112,118
距骨後突起骨折　115
距骨骨折　114,115
距腿関節脱臼　142
魚椎変形　49
狭窄性腱鞘炎　154
強　直　36
強直性脊椎炎　183
胸骨骨折　47
胸鎖関節脱臼　123,124,

212

索 引

125
胸鎖乳突筋 51,52
胸椎骨折 49
橋状仮骨 76
棘果長 37,93,95,99,100,161
棘上・棘下筋付着部 59
棘上筋 149
棘上筋腱 147
　——付着部 59
近位橈尺関節脱臼 73
筋滑車 7
筋区画 21
筋挫傷 30
筋損傷 30
筋皮神経 127
筋紡錘 38

く

クモ状指 188
クラッチフィールド牽引 40
クリック音 77,130
グリッソン牽引 40
グルトの骨癒合日数 16
グロームス細胞 209
グロームス腫瘍 209
くる病 12,188,190
区画症候群 171
楔状変形 49
屈曲骨折 11
屈曲整復法 40
屈筋支帯 6

け

ケーラー病 118
下駄骨折 119

形質（プラズマ）細胞 206
脛骨外顆骨折 108,112
脛骨外顆部 108
脛骨顆間隆起 109
　——骨折 108
脛骨顆部骨折 107
脛骨骨幹部骨折 110
脛骨神経 33,115,141
脛骨粗面裂離骨折 109
脛腓関節 113
痙性斜頸 146
頸神経 8
頸体角 96
頸椎骨折 47
頸椎椎間板ヘルニア 184
頸部交感神経 144
　——症候群 145
頸部捻挫 145
鶏歩 35,201
血管腫 209
血腫 31
結核 183
結合組織性骨化 17
結節間溝 56
月状骨骨折 83
月状骨周囲脱臼 133
月状骨脱臼 82,132,133
月状骨軟化症 195
肩甲挙筋 53
肩甲骨 54
肩甲骨烏口突起骨折 54
肩甲骨骨折 53
肩甲骨体部骨折 54
肩甲上神経 160
肩甲切痕 160

肩鎖関節脱臼 52,53,124,125
肩鎖靱帯 52,124
肩峰下滑液包 147,148
　——面 148
腱鞘 32
腱損傷 32

こ

ゴウワー徴候 200
コーレス骨折 76,77,132
コッドマン三角 203
コットン骨折 113
コッヘル法 127,138
コラーゲン 2,180,187
コンパートメント 21,171
　——症候群 21,171,172
固有症状 12,32
股関節後方脱臼 136,137
股関節損傷 161
股関節脱臼 136
口外法 122
口内法 122
行軍骨折 119
好酸性肉芽腫 208
拘縮 36
咬筋 122
高齢者 16
後距腓靱帯 174
後脛骨動脈 115
後骨間神経 156,157
後十字靱帯 109,167
　——帯損傷 136

213

索引

後縦靱帯硬化症　187
後方突起骨折　115
絞扼性神経障害　33,175
膠原線維　7
骨萎縮　116
骨芽細胞　1,2,189
骨化性筋炎　31,129
骨間筋　155
骨間靭帯　174
骨巨細胞腫　207
骨形成不全症　180,190
骨細胞　2
骨腫瘍　202
　　――総論　202
　　――類似疾患　208
骨シンチグラム　11
骨髄腫　206
骨　折　48
骨組織球症　208
骨粗鬆症　17,93,100,
　189,190
骨端症　195
骨端線損傷　15
骨端線離開　14,15,88
骨端軟骨板　2,66
骨軟化症　188
骨軟骨腫　207
骨肉腫　202,203
骨嚢腫　208
骨盤下腿筋　102
骨盤骨環骨折　95
骨盤骨骨折　13,92,93
骨盤大腿筋　102
骨ページェット病　180,
　190
骨膜反応　11
骨膜性仮骨　15,100

骨癒合遷延　20

さ

サギング　167
鎖骨外側端骨折　53
鎖骨外端骨折　125
鎖骨下脱臼　29,127
鎖骨骨折　20,51,52
鎖骨脱臼　125
鎖骨内側端骨折　124
鎖骨バンド　52
坐骨結節　136
　　――剥離骨折　95
坐骨骨折　94
坐骨神経　138
坐骨脱臼　136
三角筋　57,59
三角骨骨折　84
三角靭帯　113,174
三果部骨折　113
酸性フォスファターゼ値
　202

し

シェパード骨折　115
ジェファーソン骨折　48
シナプス　38
シモン法　127
シャーピー線維　1
ジャクソンテスト　145,
　184
シャルコー関節　194,
　201
シャルコー・マリー・
　トゥース病　201
シュモール結節　186
ショイエルマン病　195

ショーファー骨折　79
ジョーンズ骨折　119
ショック　14
ショパール関節　175
シンスプリント　172
シンチグラフィ　39,203
自然矯正　65
指節間関節脱臼　132,
　135
指背腱膜　88
脂肪腫　209
脂肪塞栓症　13,20
歯突起骨折　48
噛合骨折　13
自家矯正　15
磁気共鳴画像法　39
膝蓋腱反射　38
膝蓋骨高位　140
膝蓋骨骨折　106,136
膝蓋骨脱臼　139,140
膝窩動脈　105,141
膝関節前方脱臼　29
膝関節脱臼　141
尺骨茎状突起骨折　77
尺骨神経　158,159,177
尺骨神経溝　70
尺骨神経障害　66,159
尺骨神経麻痺　67,159
尺骨突き上げ症候群　77
尺骨頭脱臼　72
手関節脱臼　131
手根管　159
　　――症候群　77,157
手根骨間脱臼　133
手根部骨折　80
手指骨骨折　88
手掌腱膜　153

索 引

種子骨　7, 29, 134
舟状骨　84, 112
　――骨折　24, 80, 81, 82
舟状骨結節　87
集積像　39
習慣性膝蓋骨脱臼　166
習慣性脱臼　27, 28
重複骨折　9
銃剣状変形　77, 152
祝祷肢位　157, 177
縮　瞳　144
小円筋　59
小人症　179
小　児　14
硝子軟骨　3
掌側バートン骨折　79
掌側板　134
踵　骨　116
　――骨折　114, 116, 117
踵骨骨端症　118
踵腓靱帯　174
上顎骨骨折　44
上肢長　36
上前腸骨棘　93, 94, 100, 136
上殿神経麻痺　35
上腕骨外顆骨折　65, 66
上腕骨外側上顆障害　151
上腕骨解剖頸骨折　55
上腕骨顆上骨折　24, 40, 63, 64, 128
　――伸展型骨折　63
上腕骨近位端骨端線離開　150

上腕骨外科頸　59
　――骨折　56, 57, 58
上腕骨骨幹部骨折　61, 62
上腕骨骨頭骨折　55
上腕骨小結節骨折　60
上腕骨小頭骨折　67
上腕骨大結節骨折　59
上腕骨内側上顆骨折　67
上腕三頭筋　61, 70, 129
上腕周径　37
上腕二頭筋　61, 71, 75
上腕二頭筋腱脱臼　60
上腕二頭筋長頭腱　58
　――腱鞘炎　149
　――断裂　149
常染色体優性遺伝　179, 180, 187, 188, 190
常染色体劣性遺伝　180
褥瘡　99
尻上がり現象　161
伸筋支帯　6, 153
神経芽細胞腫　206
神経根伸張テスト　185
神経線維腫　187
神経損傷　33
神経病性関節症　194, 201
進行性筋ジストロフィ　200
深指屈筋　157
　――腱付着部　90

す

スタインマンⅠ　169
　――テスト　169
スタインマンⅡ　169

ズデック骨萎縮　23, 77, 116
スナッフ・ボックス　81, 120
スパーリングテスト　145, 184
スピードテスト　149
スピクラ　203
スミス骨折　78, 79, 132
スワンネック変形　155
水晶体脱臼　188
垂直重複骨折　95
睡眠麻痺　156
錘外筋線維　38
随意性脱臼　27
鋤（すき）状変形　78

せ

セーバー病　118, 198
正中・尺骨神経麻痺　24
正中神経　157, 159, 177
正中神経損傷　132
正中神経麻痺　64, 133
成長障害　12, 18
成長ホルモン　163, 188, 189
青色強膜　180
静的安定機構　5
整復障害　58
脆弱性骨折　93
赤　筋　6
脊髄円錐　8
脊髄空洞症　194
脊髄性小児麻痺　199
脊髄損傷　49
脊髄癆　194, 201
脊柱管　8

索 引

脊　椎　123
脊椎カリエス　182, 193
脊椎分離症　184
石灰沈着性腱板炎　149
仙骨骨折　94
尖足拘縮　112
先天性股関節脱臼　138, 139
先天性骨系統疾患　179
先天性斜頸　146
浅指屈筋腱　89
　──付着部　90
線維軟骨　3
　──性結合　3
線維膜　4
遷延治癒　21, 110
遷延癒合　82
前　角　8
前鋸筋　53
前距腓靭帯　174
前脛腓靭帯　174
前骨間神経　157, 158
　──麻痺　158
前十字靭帯　109, 166, 167
　──損傷　165, 166, 169
　──断裂　164, 167
前立腺癌　202
前腕周径　37
前腕両骨骨幹部　112
前腕両骨脱臼　128

そ

ソープの分類　107
ソルター・ハリス　15
　──分類　66, 79

阻血性壊死　120
総腓骨神経　33, 170
足関節果部骨折　112, 113
足関節捻挫　174
足根管　175
足根管症候群　175
側頭筋　122
側副靭帯損傷　164
側弯症　181

た

ダッシュボード損傷　136
他動的矯正訓練　65
多発骨折　9
多発性骨髄腫　206
多発性神経線維腫症　187, 190
多発脱臼　26
楕円関節　143
大円筋　53
大胸筋　57, 58
大腿筋膜張筋　94
大腿脛骨外側角　140
大腿骨遠位端骨端線離開　104
大腿骨顆上骨折　103
大腿骨顆部骨折　105
大腿骨頸部外側骨折　99
大腿骨頸部骨折　13, 97, 100, 136
大腿骨頸部内側骨折　24, 112
大腿骨骨幹部骨折　13, 40, 101, 102
大腿骨骨頭部骨折　96

大腿骨小転子骨折　101
大腿骨頭靭帯　137, 138
大腿骨頭すべり症　163
大腿骨頭無腐性壊死　137
大腿四頭筋　106, 110, 140, 164
　──萎縮　166
大腿周径　37
大腿神経伸張テスト　186
大腿直筋　94, 95, 161, 164
大腿二頭筋　112
大腿部損傷　164
大転子　98, 136
　──高位　137
大内転筋　95
大腰筋　50
大理石病　180, 190
大菱形骨骨折　84
第1ケーラー病　118
第1中手指節関節脱臼　134
第2ケーラー病　118, 199
第5中足骨基部骨折　119
竹節状骨折　10
竹節状脊椎　183
玉ねぎの皮状陰影　203
単シナプス反射　38
単純骨折　10
単純性関節炎　163
単純性股関節炎　163
単純脱臼　26, 27
単数骨折　9

索 引

単数脱臼　26
短橈側手根伸筋　151
短母指伸筋　153
弾性線維　7
弾性軟骨　3
弾発性固定　28,122,127,129,130

ち

チアノーゼ　160
チェアーテスト　151
チネル徴候　34,157,175,178
チャンス骨折　50
チロー骨折　114
恥骨下脱臼　136
恥骨枝骨折　93
恥骨枝・坐骨枝骨折　95
恥骨上脱臼　136
遅発性尺骨神経麻痺　66
痴呆　99
緻密骨　1
中手骨頸部骨折　85
中手骨骨幹部骨折　86
中手骨骨折　85
中手指節関節脱臼　135
中・小殿筋　102
中心性脱臼　136
中節骨頸部骨折　89
中節骨骨幹部骨折　89,90
中足骨骨折　119
中足骨疲労骨折　119
虫様筋　155
肘関節90°屈曲位　69
肘関節後方脱臼　129
肘関節前方脱臼　130

肘関節側方脱臼　130
肘関節脱臼　128,129
肘　筋　73
肘頭高位　129
肘頭骨折　69,70,130
肘内障　130
肘部管　160
長・短腓骨筋　174
長母指外転筋　88,153
長母指屈筋　157
長母指屈筋腱　115
　――断裂　77
腸骨脱臼　136
腸骨翼単独骨折　93
腸腰筋　101,102,161
跳躍型骨折　11
跳躍伝導　7
直達外力　69
沈下性肺炎　21,100
沈下膿瘍　183
陳旧性脱臼　27

つ

ツベルクリン反応　182
椎間板ヘルニア　184

て

ティアドロップ　158,177
ティーツェ病　143
ディー・パンチ骨折　80
テタニー　12
テニス肘　151
デパルマ法　127
デュシェンヌ型筋ジストロフィ　200
デュピュイトレン拘縮　153
デュピュイトレン骨折　112
デュベルネ骨折　92,93
低カルシウム血症　12
釘　植　3
添　加　17
転子果長　37,93,95,101

と

ド・ケルバン病　153,154
トレンデレンブルグ徴候　35
トレンデレンブルグ跛行　99
ドロップアームサイン　147,148
トンプソンテスト　173
徒手筋力テスト　38
疼痛緩和肢位　52
等尺性訓練　141
等尺性収縮　41
等速度性収縮　41
等張性収縮　41
登攀（とうはん）性起立　200
頭部外傷　44
橈骨遠位骨端線離開　79
橈骨遠位端骨折　84,132
橈骨遠位端部屈曲型骨折　78
橈骨茎状突起　154
　――骨折　79
橈骨頸部骨折　68,69
橈骨骨幹部骨折　72
橈骨骨幹部単独骨折　71

索引

橈骨手根関節脱臼　132
橈骨神経　60,156,157
橈骨神経溝　60,156
橈骨神経損傷　131
橈骨神経麻痺　64,75,156
橈骨頭骨折　68,69
橈骨頭脱臼　130,132
橈骨頭単独脱臼　131
糖尿病　153
動的安定機構　5
特発性骨折　12
特発性側弯　181
特発性大腿骨頭壊死　163
突背　49

な

ナウマン症候　115
ナックルパート　85
内・外腹斜筋　93
内仮骨　17
内側広筋　141
内側上顆　67
内側上顆炎　151
内側側副靱帯　105,108,169
　――損傷　164,165
内側縦軸アーチ　117
内側半月板　105,169
　――損傷　165
内軟骨性骨化　2,17,179
内反股　96
内反肘　64,65,67
軟骨腫　207
軟骨無形成症　179,189,190

軟部組織腫瘍　208
軟部組織損傷　143

に

二重脱臼　26
肉離れ　30,171
尿道損傷　93
認知症　99

ね

寝たきり　99
寝違い　30
捻挫　25,30
捻転転位　15
捻髪音　20

の

脳下垂体性小人症　189,190
脳性小児麻痺　199

は

8字帯固定法　52
パーキンソン症候群　146
バージャー病　36,187
パーフェクトオー　158
バイタルサイン　14
パウエルの分類　97
ハウシップ窩　2
バウマン角　64
バディスプリント　135
バトル徴候　43
パナー病　194
バニオン　178
バニリルマンデル酸　206
バネ様固定　129

ハムストリングス　95
バレ・リーウー型　145
バンカート損傷　128
ハンギングキャスト法　62
ハングマン骨折　48
パンツェルコルセット　48
ハンマー趾　178
ばね股　162
ばね指　154
破壊性脱臼　26
破骨細胞　2,180
破傷風　49
馬尾神経　8
肺炎　99
肺結核　182
背側バートン　79
　――骨折　79
梅毒　201
白筋　6
反射性筋緊張　146
反射性交感神経性ジストロフィー　23
反復性脱臼　27
半月板損傷　168
瘢痕組織　31
伴性劣性遺伝　200
絆創膏固定　46

ひ

ピアノキー症状　52
ビタミンD欠乏　12,188
ヒポクラテス法　122
ヒューター三角　129
ヒューター線　63,120,

索 引

129
ヒラメ筋　172
ヒルサックス損傷　128
皮下骨折　10
皮下出血斑　98
皮下脱臼　26,27
皮質骨　1
皮膚弛緩性　187
疲労骨折　11,111,119
腓骨筋支帯　6
腓骨神経麻痺　35,170
腓骨頭骨折　112
腓腹筋　108
尾骨骨折　94
鼻骨骨折　44
膝くずれ　166
　——現象　164,166
表在反射　37
瘭（ひょう）疽　193
病的骨折　12
病的脱臼　26
頻　脈　14

ふ

ファーレンテスト　157
ファンクショナル・ブレース　62
フィンケルスタインテスト　154
フォーク状変形　133
フォーク背状変形　77
フォルクマン拘縮　21,24,64
ブシャール結節　155
ブライアント牽引　102
フライバーグ病　195,199

ブラガードテスト　185
ブロウント病　198
フローマンサイン（徴候）　66,159
ブロディー膿瘍　192
不顕性骨折　12
不幸の三徴候　165
不全骨折　10,51
浮肋骨　46
副　骨　7
複合骨折　9
複雑骨折　10
複雑脱臼　26
複数骨折　9
複数脱臼　26
分裂膝蓋骨　106,107

へ

ペインフルアークサイン　147,148
ベーカー嚢腫　170
ベーラー角　117
ヘバーデン結節　155
ペルテス病　163,195
ベンネット骨折　82,87,88
閉経後骨粗鬆症　189
閉鎖性骨折　10
閉鎖性脱臼　26,27
閉塞性血栓血管炎　36,187
閉塞性動脈硬化症　36,187
変形性関節症　113,143,155
変形性股関節症　138
変形治癒　77

扁平骨　1
扁平椎　49

ほ

ボウストリングテスト　185
ボクサー骨折　85,86
ボタン穴機構　29,137
ボタン穴変形　155
ポット骨折　141
ポップ音（断裂音）　166
ポリオ　199
　——ウイルス　199
ホルネル徴候　144
歩行ギプス　41
母指内転筋　88,158,159
方形回内筋　71,75
放射性同位元素　39
縫　合　3
縫工筋　94

ま

マーチ骨折
マーデルング変形　152
マックマレーテスト　169
マルゲイヌ骨折　95
マルファン症候群　188,190
マレット趾　178
マレットフィンガー　32,91
麻痺性脱臼　26
膜性骨化　1,2,180
末梢神経損傷　34
末端肥大症　188
慢性化膿性骨髄炎　193

219

み

ミエリン鞘　7
ミオグロビン　6
ミルウォーキーブレース　182
未分化間葉系細胞　1

む

ムコ多糖症　180
無腐性壊死　82,84,118,120
無腐性骨壊死　24,138
鞭打ち損傷　145

め

メーヤーズ・マッキーバー　108

も

モートン病　177,178
モルキオ病　180,189,190
モンテギア骨折　69,73,74,75,131

や

ヤーガソンテスト　148,149
野球肩　150
野球肘　67,151
夜警棒骨折　73

ゆ

ユーイング肉腫　203

有褥ギプス　41
有窓ギプス　41
有痛性分裂膝蓋骨　107
有頭骨骨折　84

よ

腰椎骨折　49
腰椎椎間板ヘルニア　162,184,186
腰部脊柱管狭窄症　36,187
腰方形筋　50
翼状肩甲　160
翼突筋　122

ら

ラジオアイソトープ　203
ラセン骨折　9,61
ラックマンテスト　109

り

リーメンビューゲル装具　162,163
リウマチ因子　183
リスフラン関節　142
　──脱臼　142
リッサー法　182
リトルリーガーショルダー　150
リモデリング　15,68
理学療法　41
離断性骨軟骨炎　110,120,151,194
良肢位　36,41

る

ルシードインターバル　44
ルドロフ徴候　101
流注膿瘍　183
類骨組織　12

れ

レイノー病　42,160
レックリングハウゼン病　187
冷膿瘍　183
裂離骨折　50,69

ろ

ローゼル・ネラトン線　136,137
ローランド骨折　88
ロッキング　134,194
ロンベルグ徴候　201
肋軟骨結合　3
肋骨骨折　20,45,46
肋骨突起　50
肋骨隆起　181

わ

ワーラー変性　8
ワトソン・ジョーンズ分類　108,110
若木骨折　10,11
腕神経叢　8,52,185
　──損傷　144
腕橈関節脱臼　73

【編著者略歴】

たけ うち よし たか
竹 内 義 享
- 1997年　医学博士（現：福井大学医学部）
- 2000年　帝京大学短期大学助教授
- 2002年　帝京大学短期大学教授
- 2003年　明治鍼灸大学リハビリテーション科助教授
- 2004年　明治鍼灸大学医療技術短期大学部柔道整復学科教授
- 2005年　明治鍼灸大学保健医療学部教授
- 2008年　明治国際医療大学保健医療学部教授
- （資格）　柔道整復師，鍼灸師，理学療法士

おお むら しん じ
大 村 晋 司
- 1970年6月9日生
- 1996年　米田柔整専門学校卒
- 2002年　朝日医療専門学校岡山校専任講師

○×トライアル 柔道整復理論・整形外科　ISBN978-4-263-24197-4

2004年9月10日　第1版第1刷発行
2013年1月10日　第1版第4刷発行

編著者　竹　内　義　享
　　　　大　村　晋　司
発行者　大　畑　秀　穂
発行所　**医歯薬出版株式会社**
〒113-8612 東京都文京区本駒込1-7-10
TEL. (03)5395-7641(編集)・7616(販売)
FAX. (03)5395-7624(編集)・8563(販売)
http://www.ishiyaku.co.jp/
郵便振替番号 00190-5-13816

乱丁，落丁の際はお取り替えいたします　　　印刷・永和印刷／製本・愛千製本所
© Ishiyaku Publishers, Inc., 2004.　Printed in Japan

本書の複製権・翻訳権・翻案権・上映権・譲渡権・貸与権・公衆送信権（送信可能化権を含む）・口述権は，医歯薬出版㈱が保有します．
本書を無断で複製する行為（コピー，スキャン，デジタルデータ化など）は，「私的使用のための複製」などの著作権法上の限られた例外を除き禁じられています．また私的使用に該当する場合であっても，請負業者等の第三者に依頼し上記の行為を行うことは違法となります．

JCOPY ＜㈳出版者著作権管理機構　委託出版物＞
本書を複写される場合は，そのつど事前に㈳出版者著作権管理機構（電話03-3513-6969，FAX 03-3513-6979，e-mail：info@jcopy.or.jp）の許諾を得てください．